Ankommen

Vedran Džihić

über morgen

KREMAYR & SCHERIAU

Ankommen

Vedran Džihić

Inhalt

für meinen Vater

„Ankommen,
irgendwo,
irgendwann,
zu Hause sein.
Heimat haben.“[1]

Michel Friedman

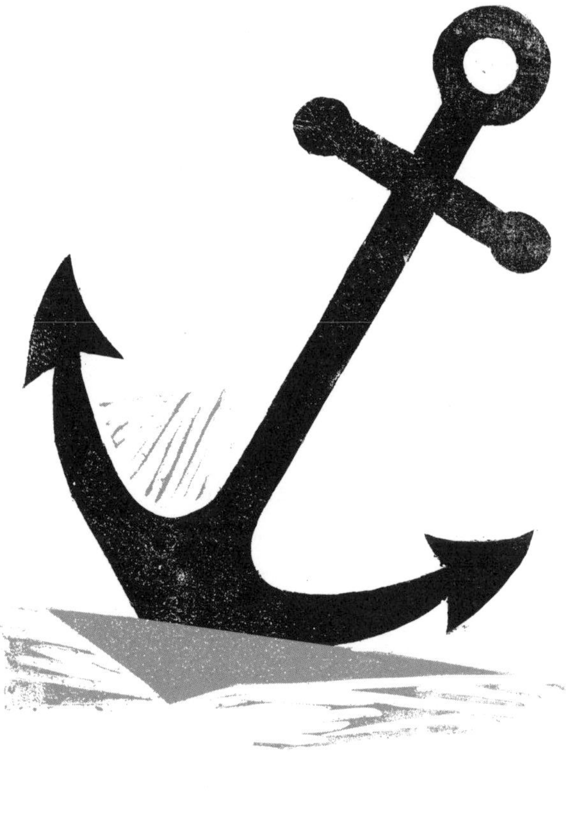

Prolog – Auf den Spuren des Gedächtnisses

Als ich mich Ende Februar 2024 in der letzten Phase der Arbeit am Manuskript für dieses Buch befand, suchte ich neben dem intensiven Schreiben immer wieder nach Ablenkung, meistens in Form des Schmökerns in spannenden und noch nicht gelesenen Büchern oder Zeitschriften. Ein Interview aus dem deutschen Wochenmagazin *Der Spiegel* mit dem Titel „Für das Gehirn gilt: Was weg ist, ist weg" mit Hannah Monyer, einer der führenden europäischen Gedächtnisforscher:innen, machte mich neugierig. An einer Stelle im Gespräch stellten die beiden Spiegel-Redakteure eine ungewöhnliche Frage an Frau Monyer: „Wenn Sie Ihr Gedächtnis bis auf eine Erinnerung löschen müssten – welche würden Sie behalten?". Frau Monyer verließ mit 17 Jahren Rumänien, das damals noch unter dem kommunistischen Regime von Nicolae Ceaușescu litt. Der Abschied von ihrem Bruder und Vater am Bahnhof war für sie diese eine Erinnerung, die sie aus ihrem Gedächtnis mitnehmen wollen würde. „Sie haben mich zum Zug gebracht, sie liefen dem Zug nach, als er losfuhr, sie winkten. Ich wusste nicht, was vor mir liegt. Es war mein Aufbruch in eine neue Welt, aber kein Weggehen, es blieb eine Verbundenheit.“[2]

Nachdem ich diese Antwort von Frau Monyer gelesen hatte, schloss ich die Augen und begann nach jenen Augenblicken und Momenten zu suchen, die mein Leben geprägt haben. Ich konnte mein Gedächtnis jedoch nicht bis auf eine Erinnerung löschen. Vielmehr sah ich vor meinem inneren Auge einen Wirbelsturm an Erinnerungen auf mich hereinprasseln, die ich kaum kontrollieren konnte.

Ich erinnerte mich an die unbeschwerte Kindheit in der sozialistischen Wohnblocksiedlung, die vielen Freund:innen, mit denen ich tagein, tagaus um die Wette lief oder Basketball spielte. Ich rief jene Momente in Erinnerung, als an Arbeitstagen gegen 15 Uhr Vater und Mutter von der Arbeit nach Hause kamen und meinem Bruder und mir im Sommer die süßeste Überraschung mitbrachten, die bis heute jeden meiner Sommer prägt – die Wassermelone. Bei der Erinnerung an jene Tage im Dorf in der Nähe meiner Heimatstadt Prijedor, an denen ich, ihr Lieblingsenkelkind, meiner Großmutter den Kopf in den Schoß legte, um mich von ihren warmen Händen streicheln zu lassen, schossen mir Tränen in die Augen.

Schnell wurden aber die Erinnerungen an die unbeschwerte Kindheit durch die dunklen Wolken und die tiefen Gräben ersetzt, die der Krieg in meiner Heimat, in Bosnien und Herzegowina, in meinem Gedächtnis hinterlassen hatte. Die Angst um den Vater und die Maschinengewehrsalven betrunkener Soldaten am Abend vermischten sich mit dem Bild brennender Dörfer, die ich vom Balkon meines damals besten Freundes in der Ferne beobachten konnte. Ich erinnerte mich, wie sehr ich um meine Mutter bangen musste, als sie mit anderen Frauen zu Fuß ins etwa 10 Kilometer weit entfernte Dorf Trnopolje zum Großvater und meinen beiden Onkeln ging, die von serbischen Truppen im dortigen Internierungslager, in dem Menschen gefoltert und umgebracht wurden, gefangen gehalten wurden.

Ich erinnerte mich an die Silvesternacht des Kriegsjahres 1992. In dieser Nacht hockten wir aus Angst vor möglichen Querschüssen aus Maschinengewehren und Pistolen auf dem Boden unserer Wohnung und wussten, dass wir in wenigen Tagen unsere Stadt verlassen würden. Wir hatten bei den lokalen Behörden schriftlich auf unsere Wohnung und all unser Hab und Gut verzichtet, um einen Platz in einem der Konvois des Roten Kreuzes zu ergattern, mit dem die Nicht-Serbi:nnen in dieser Phase des Krieges aus der Stadt geschafft wurden. Unter dem schrecklichen Begriff der „ethnischen Säuberung" würde die Vertreibung von nahezu 50.000 Nicht-Serb:innen aus meiner Stadt in die Geschichte eingehen.

An jenem bitterkalten Morgen Anfang Jänner 1993, wenige Tage nach dem Jahreswechsel, nahmen wir zwei etwas größere Reisetaschen und marschierten in die Richtung des Platzes, auf dem bereits die Busse des Roten Kreuzes warteten. In den Taschen die notwendigste Kleidung, wenige ausgesuchte Familienbilder aus glücklicheren Zeiten und zwei Wörterbücher, eines für Deutsch und eines für Englisch. Der Vater muss wohl geahnt haben, was das Flüchtlingsleben bedeutet. Beim Weg über den Park in unserer Siedlung drehte ich mich noch ein letztes Mal um und blickte mein vergangenes Leben an. Das lokale Rote Kreuz half bei der Aussiedlung der wenigen noch in der Stadt verbliebenen Nicht-Serb:innen. Der Buskonvoi, kontrolliert von der Armee der Republika Srpska, mit jeweils einem Soldaten mit Kalaschnikow in jedem der Busse, fuhr langsam nach Gradiška, zur kroatischen Grenze. Dort wartet die Freiheit, dachten wir uns.

Nach einer langen Odyssee in Kroatien landeten wir im Jänner 1993 vor den Toren des Flüchtlingslagers Traiskirchen. Zu diesem Zeitpunkt konnten wir nicht ahnen, dass Österreich zur zweiten Heimat werden würde. Der lange Weg der Suche nach einem neuen Zuhause begann und wurde immer mehr zu einem Leben zwischen neuen und alten Welten, zwischen Erinnerungen an das Vergangene und Hoffnungen auf das Neue und Bessere jenseits der Angst und Sorgen. Dieser Weg, meine „Österreich-Karriere", führte mich von Traiskirchen nach Eisenstadt und in die Arme jener 7b-Klasse des dortigen Gymnasiums, die mich umarmte und mir den ersten Schritt beim Ankommen erleichterte. Nach der Matura in Eisenstadt ging es zum Studium nach Wien, in die große Welt, von dort nach ganz Europa und in die USA, immer wieder aber auch zurück in meine alte Heimat, Ex-Jugoslawien, das bis heute eine jener Gegenden dieser Welt ist, wo ich mich zu Hause fühle. Österreich aber wurde zum zentralen Dreh- und Angelpunkt meines neuen Lebens und des Lebens meiner Familie.

Wer war ich und was bin ich geworden? Bin ich mehr als 30 Jahre nach meiner Flucht in Österreich angekommen? Wo fühle ich mich sicher? Und überhaupt: Was braucht es, um den Neubeginn zu schaffen? Wann fühlen wir uns einer Gesellschaft wirklich zugehörig? Dieses

Buch gleicht einer vorsichtigen Suche nach Antworten auf diese Fragen.

An einer Stelle im erwähnten *Spiegel*-Interview zitierte Frau Monyer den französischen Philosophen Paul Valéry, der einmal gesagt hatte: „Das Gedächtnis ist die Zukunft der Vergangenheit". Das Gedächtnis beschreibt, wer wir waren und wer wir geworden sind. Ich bin vom Kind des jugoslawischen Spätsozialismus zum Flüchtling in Österreich und zum Mitbürger dieses Landes geworden, das mir ans Herz gewachsen ist. Mein Bildungsweg, den ich dank des freien und kostenlosen Hochschulzugangs in Wien genießen konnte, führte mich zur Position des Forschers und Wissenschaftlers. Ich genieße es, junge Menschen an Universitäten zu unterrichten, Neues im zivilgesellschaftlichen Bereich zu bauen und mir wichtige Initiativen zu unterstützen, mich in öffentliche Debatten einzumischen. Wie oft sagt man mir bis heute, dass ich ein „Paradeflüchtling" sei – so gut integriert sei ich, mein Deutsch sei ja so gut, ein Wahnsinn sei das. Oft wird die Bemerkung nachgeschoben, wie gut es doch wäre, wenn alle sich so schnell und erfolgreich integrieren würden. Oft lächle ich und sage leise danke, um keinen Streit zu provozieren. Manchmal kann ich es mir aber nicht verkneifen und spreche das Dilemma hinter einem solchen vermeintlich wohlwollenden Diskurs an: Dieses Narrativ riecht mir ganz stark nach einer

Trennung in „gute“ und „schlechte“ Flüchtlinge und Migrant:innen. Ich kann dieses nachgeschobene „Aber“ in Sätzen wie „Du bist super, aber all die anderen“ nicht ertragen und muss dann jenen, die es aussprechen, sofort sagen, dass sie sich damit enttarnt haben als Menschen, die nichts von Gleichheit und unser aller universellen Menschenwürde verstehen.

In unserem Gedächtnis – ich komme wieder zur Frau Monyer – steckt die Vorstellung davon, was wir einmal waren. Aus ihm schöpft sich aber auch ein Bild von uns, wie wir sein wollen. Wir wollen jemand sein. Ja, es geht dabei auch um mich und meine Kinder, für die trotz oder gerade wegen ihres „ić“ am Namensende Österreich und Wien genauso wie die deutsche Sprache die Heimat sind. Es geht aber insbesondere um all jene, die in Österreich und vielen Staaten Europas heute auf der Suche nach einem Zuhause sind, die kämpfen und alles tun, damit sie ankommen. Es geht um die Opfer der in die Mitte der Gesellschaft zurückgekehrten Härte[3] gegen „die Anderen“ – die Migrant:innen, die Flüchtlinge oder all die anderen Menschen in unseren Gesellschaften, die an den Rand gedrängt werden, die Armen, die Obdachlosen, die Ausgestoßenen, die Unsichtbaren. Sie wollen alle jemand sein. Und es geht letztlich auch darum, dass wir als Gesellschaft an den Grundfesten unserer Demokratie sägen, wenn wir all diese „Anderen“ ausgrenzen, diffamieren, vorverurteilen, schikanieren – wenn man ihnen ihr neues Zuhause abspricht und sie allein lässt.

„Jeder ist jemand“, zitierte Michel Friedman den großen George Tabori bei einer Gedenkrede im österreichischen Parlament.[4] Es gebe Menschen und Parteien, so Friedman, die immer lauter schreien: „Einige sind niemand“. Damit sprach Friedman ganz klar jene xenophoben, rassistischen und rechtsextremen Kräfte inmitten unserer Gesellschaften an, die Flüchtlinge und Migrant:innen zu neuen Sündenböcken machen und sich zu Allmachtsphantasien von „Remigration“[5] aufschwingen. Wenn man die anderen in unserer Mitte zu hassen beginnt, sie zum Spielball niedriger politischer Interessen degradiert und dies zur neuen Normalität wird, kann sich das erhoffte und von uns allen herbeigesehnte Zuhause in den Horror verwandeln, in dem unsere Freiheit und Demokratie zugrunde gehen.

Gegen Ende seiner Rede im Berliner Ensemble im November 2023, die er nach dem Terrorangriff der Hamas auf Israel hielt, holte Michel Friedman zu einer mächtigen universalistischen Botschaft aus: „Wir wollen doch eine andere Welt. Wir wollten doch eine Welt, wo man nicht Angst haben muss, wo die Fremdbestimmung nicht mein Leben bestimmt. Was die anderen sagen. Wie sie mit einem umgehen. Sondern die Selbstbestimmung.

Frei sein. Was ist das anderes, als sich selbst sein können? Alles, was ich bin, bin ich. Ich kann es ablegen, ich kann es wieder anziehen. Ich kann einen Mischmasch daraus machen. Es ist egal. Das ist frei sein als Mensch. Das haben wir uns doch versprochen. (...) Und ich werde dafür kämpfen, dass jeder jemand ist. Dankeschön."[6]

Dieses Buch ist ein Zeugnis der Suche nach einem neuen Zuhause und einer anderen Welt der Freiheit und Gleichheit – nach einer pluralen demokratischen Gesellschaft für uns alle. Die autobiographischen Elemente sollen den Leser:innen jene Gefühle vermitteln, die stellvertretend für all jene Flüchtlinge und Migrant:innen stehen, die auf der Suche nach einem neuen Zuhause im heutigen Europa sind. Das Buch ist eines über das Österreich der letzten 30 Jahre, zugleich aber auch eines, das die Konturen der Verrohrung vieler europäischer Gesellschaften nachzeichnet und Wege auslotet, um anzukommen und endlich sagen zu können: „Ich bin auch jemand, jeder ist jemand."

Der Verlust der Heimat

Am Anfang meines neuen Lebens stand der Verlust meiner Heimat. Die Sicherheit und die wohltuende Wärme der unbekümmerten Jugend in der Spätphase des jugoslawischen Sozialismus schenkten mir das Urvertrauen in die Welt. In den 1980er-Jahren lugte die Möglichkeit der Freiheit aus allen Ecken hervor – die Satellitenschüsseln brachten in unsere Wohnzimmer und Leben die Bilder der uns noch fernen westlichen Welt hinein, wir Jugendliche hörten Metallica, Guns N' Roses und U2, spielten Basketball und Fußball und eroberten uns schrittweise unsere Welt, während unsere Eltern vom demokratischen Sozialismus träumten. Toto Cutugnos Auftritt beim Eurovision Song Contest in Zagreb 1990, sein Siegeslieg *Insieme 1992* und seine

Verse über ein vereintes Europa trafen die Stimmung der Zeit.

In meiner Heimat, im sozialistischen Jugoslawien, das mein erstes Zuhause war, brauten sich aber ab den späten 1980er-Jahren dunkle Wolken des Nationalismus und des Hasses zusammen. Vater und Mutter verloren ihre Sprache und Lebensfreude, Angst schlich sich in alle Poren ein. Stumm und ratlos schauten wir dem Ausbruch des Krieges in Slowenien und Kroatien 1991 zu. Wir in Bosnien und Herzegowina hofften noch, dass es uns nicht erwischen würde. Doch es erwischte uns, und vernichtete unser vorheriges Leben. Mein Zuhause wurde mit einem Schlag zum unbewohnbaren Haus voller Angst, Zweifel und Sorgen, und ich mit meinen kaum 15 Jahren zu einem zitternden Erwachsenen, der schrittweise den Rückzug ins innere Selbst antrat.

Meine Mutter hatte wohl einen sechsten Sinn und spürte bereits vor dem Ausbruch des Krieges in Slowenien und Kroatien, dass sich ein Unheil anbahnte. Ich erinnere mich bis heute an die besorgten Mienen meiner Eltern im Jänner 1990, als wir wie gebannt vor dem Fernseher saßen und den 14. Außerordentlichen Kongress des Bundes der Kommunisten Jugoslawiens verfolgten. Ich sehe die Bilder noch heute ganz genau vor mir: Der Fernseher stand im Wohnzimmer, ich saß auf dem Sofa, auf das sich mein Vater nach getaner Arbeit meistens für seinen Nachmittagsschlaf legte. Mein Vater saß still neben mir im großen Fauteuil. Als sich die Ereignisse beim Kongress überschlugen und die Delegierten aus Slowenien und dann aus Kroatien als Reaktion auf die Politik der Erpressung von Milošević ihren Auszug aus dem Kongress verkündeten, kam meine Mutter aus dem Badezimmer, in dem sie gerade mit unserer Wäsche beschäftigt gewesen war, und sagte verzweifelt: „Aus, das ist es gewesen. Es kommt der Krieg. Wir müssen die Koffer packen." Ich saß zwischen den beiden, ein verschreckter und zu früh politisierter Pubertierender, und hoffte, so wie man immer angesichts des Unmöglichen und Unvorstellbaren hofft, dass dies alles nur ein böser Traum ist. Viele ahnten das Unheil an diesem Abend, nur wenige packten in den folgenden Wochen und Monaten wirklich die Koffer und verließen das Land. Die meisten, so wie wir, blieben, hofften, gingen später zu Antikriegsdemonstrationen, versuchten das Vergebliche. Es war vergeblich. Der Krieg kam.

Der Krieg kommt immer in kleinen Schritten. Du spürst das Unheil kommen, und doch verdrängst du es. Die Augen sehen es, doch das Herz glaubt noch immer nicht daran und hofft, dass alles gut werden wird. Am Ende wird es aber nicht gut. Als meine Mutter im Oktober 1991 die Rede des später verurteilten Kriegsverbrechers

Radovan Karadžić im Parlament von Bosnien und Herzegowina hörte, in der er dem Land, meinem Land, mit dem Weg in die Hölle und ins Verderben drohte, drehte sie sich mit Tränen in den Augen zu meinem Vater um und flüsterte ihm mit einer Mischung aus Bitterkeit und resignierender Trauer leise etwas zu. Ich wusste, dass sie ihn an ihre Worte vom Jänner 1990 erinnerte, als sie die Gefahr kommen gesehen und ihn gebeten hatte, die Koffer zu packen und zu flüchten. Dieses Mal sollte nur einige Monate später der Krieg an unsere Haustür klopfen und mein Leben und das meiner Familie für immer verändern.

Der Krieg kommt dann immer mit seiner ganzen Wucht über uns alle – unerbittlich, grausam, wütend, zerstörend. Der Krieg ist eine himmelschreiende Ungerechtigkeit, ein Affront gegen das Menschsein. Der Krieg greift brutalst in die Pluralität des Menschen ein, in dem er hineinruft: „Du darfst leben und bleibst verschont. Du aber, der du das Andere bist, musst sterben." Und der Krieg bleibt mit einem für immer, verdeckt die Spuren des vorherigen Lebens mit einem Hauch von flockigem Staub und öffnet ein neues Kapitel, das sich in ein Vor und ein Nach dem Krieg teilt. In seinem Roman *Die Welt und alles, was sie enthält* findet der große bosnisch-amerikanische Schriftsteller Aleksandar Hemon poetische Worte dazu: „Krieg hat einen eigenen Geruch und einen eigenen Klang, beide legen sich unwiderruflich über die Menschen, umgeben sie für die Ewigkeit. Die Nackenhaare sträuben sich, die Luft wird knapper und was noch da ist, stinkt nach Blut und Todesschweiß, und die Angst ist ein Schmerz, sie ist da und auch wieder nicht da, gleich der Erinnerung an ein früheres Leben."[7]

Mit dem Aufruf an nichtserbische Haushalte, weiße Tücher und Bänder aufzuhängen und zu tragen, wollten die serbischen Behörden am 31. Mai 1992 genau dies sagen – „Du darfst leben und du nicht, du bist der Andere, du musst sterben, dich beugen, egal was wir mit dir anstellen mögen." Meine Mutter war verängstigt und ließ ein weißes Tuch aus dem Fenster. Der Vater hatte Angst, war aber auch zornig und stolz, wollte es selbst nicht tun. Wir Kinder, mein Bruder und ich, waren nur stumme Zeugen des Dramas. Die weiße Bettwäsche vor dem Fenster war dann das letzte Zeichen, dass unser früheres Leben längst vorbei war. Mein weißes Band markierte mich für das ganze Leben. Als wir Prijedor verließen, war die Stadt nicht mehr unsere. Am Ende des Krieges wird man 3.167 getötete Menschen in Prijedor zählen, darunter 102 Kinder. Wir waren nicht darunter. Wir wurden zu Flüchtlingen.

Immer wieder, zuletzt mit dem Beginn des Ukraine-Krieges und bei der Explosion der Gewalt im Nahen

Osten, konnte ich dieses Gefühl von damals spüren, die Momente, als die Angst in mich hineinkroch und die letzten Winkel meines Körpers erreichte. Doch man funktioniert, man wird zu einer Überlebensmaschine. „Man kämpft schlicht um sein Leben, und dazu muss man nicht groß nachdenken", schreibt Aleksandar Hemon im Epilog zu seinem Roman.[8] Und man wird stärker mit jeder Solidaritätsgeste, mit jeder Hand, die zur Hilfe ausgestreckt wird. Die helfenden Hände sind wie Trostpflaster, die sich über die Wunden legen.

Mein Krieg hat sich tief in mein Leben eingebrannt und mich sensibel gemacht für jegliche Form der Ungerechtigkeit. Als ich kurz vor dem Beginn der russischen Aggression gegen die Ukraine die diabolische Rede des russischen Präsidenten Putin anhörte, wusste ich sofort, dass ein brutaler Krieg kommen würde. „Wirklich, ich lebe in finsteren Zeiten!", hallten in mir die berühmten Worte von Bertolt Brecht aus seinem Gedicht *An die Nachgeborenen* wider. In Flashbacks, die mich in den Tagen und Nächten seit dem Beginn dieses Krieges begleiteten, vermischten sich Bilder und Emotionen von damals und heute und wurden zu einem Amalgam der Angst und der Sorge um all jene, die bis heute weiterhin in der Ukraine leiden. In den ersten Wochen nach dem Beginn des Krieges in der Ukraine verbreitete sich im Internet ein kurzes Video eines ukrainischen Buben auf der Flucht. Mit tränenerstickter Stimme sprach er von seinem Vater, der zurückgeblieben sei, um ukrainischen Streitkräften zu helfen. Im Gesicht und in den Augen des kleinen Buben sitzen die Erschütterung und die Angst. In diesem Moment sah ich vor meinem inneren Auge mein eigenes Gesicht inmitten meines Krieges mit dem Gesicht des kleinen Buben verschmelzen. Ich spürte wieder, wie es ist, wenn einem das Urvertrauen genommen wird. Hier beginnt wohl die Entfremdung von der Welt. Das Sich-Einigeln wird zur Überlebensstrategie. Zusammengekauert liegt aber die Hoffnung irgendwo tief in einem. Es ist wohl die unbändige Lust eines jungen Menschen, ja eines jeden Menschen, weiter leben zu wollen, weiter träumen zu wollen. Die Vorstellung des sicheren Ortes verliert man nicht, auch wenn dieser Ort angesichts der tiefen Verunsicherung nur als utopisch verstanden werden kann. Ich wollte wieder ankommen, ich wollte wieder einmal, wenigstens kurz, das Gefühl haben, dass ich zu Hause bin.

Was macht aber dieser Schmerz mit der Idee der Heimat und des Zu-Hause-Seins? Was tut der Krieg mit der eigenen Sprache? Warum verstummt man und warum finden viele, die verstummen, nie wieder die eigene Stimme?

Die Flucht und der Neubeginn

Exakt drei Jahre nach jener Nacht im Jänner 1990, in der die Mutter mit ihrer Vorahnung des Krieges ins Wohnzimmer zum Vater und zu mir platzte, wurden wir aus unserer Heimatstadt Prijedor vertrieben. Vertrieben wurden wir, weil mein Vater einen muslimischen Namen trug und im dominanten serbischen Narrativ damit das „Andere" konstituierte, das durch die Politik der „ethnischen Säuberung" aus der Welt geschafft werden sollte. Und nun waren wir Flüchtlinge: mein aus einer muslimischen Familie stammender Vater, meine aus einer ukrainischen Familie stammende Mutter, beide vom Sozialismus und Atheismus überzeugt; mein Bruder und ich als Kinder aus einer „Mischehe". Der Name des Vaters besiegelte unser Schicksal in Bosnien und machte uns zu Feinden.

Die nächste Station auf der Flucht war Kroatien, wo wir nur wenige Woche blieben. Mein Vater hatte weiterhin Angst, dass er von kroatischen Behörden an die bosnische Front geschickt wird, so wie es vielen Flüchtlingen aus Bosnien und Herzegowina in diesen Wochen und Monaten passierte. Wir wussten, dass wir weiterziehen mussten. Der erste Versuch, unsere zu diesem Zeitpunkt schon ehemalige jugoslawische Heimat endgültig zu verlassen, führte uns mit dem Zug zur ungarischen Grenze in der Hoffnung, dass wir es bis nach Schweden schaffen könnten. Doch die ungarischen Polizeibeamten nahmen uns vom Zug herunter und schickten uns nach Kroatien zurück. Schweden blieb ein unerfüllter Traum.

Schon ziemlich verzweifelt erfuhren Vater und Mutter durch einen reinen Zufall, dass es in Österreich in der Nähe von Wien, in einem Ort namens Traiskirchen, noch Platz im dortigen Flüchtlingslager gäbe. Wir bereiteten unsere Dokumente vor, organisierten den Transport und brachen erneut auf. Es war ein kalter Wintermorgen mit sehr viel Schnee, als wir vor den Toren des Flüchtlingscamps in Traiskirchen standen. Jedes Mal, wenn ich diesen Moment in Erinnerungen nachzuspüren versuche, ist es der Schnee, der mir zuerst in den

Sinn kommt. Die ukrainische Schriftstellerin Tanja Maljartschuk hielt 2023 die Eröffnungsrede beim Ingeborg Bachmann Literaturwettbewerb in Klagenfurt. Maljartschuk verblieb in ihrer Rede eine Weile bei ihrem Schnee, der mit meinem verschmolz: „Schnee legt sich betäubend auf den Schmerz und dämpft Geräusche. Stellen Sie sich eine Vergangenheit vor, in der nichts weh tut und niemand aus Verzweiflung jammert. Gäbe es eine solche Vergangenheit, würde es darin ganz bestimmt ununterbrochen schneien."[9]

Wie Tanja Maljartschuk liebe auch ich den Schnee. Ich habe mich als Kind immer so sehr über jeden Schnee gefreut. Der erste Schnee aus Traiskirchen dämpfte kurz meinen Schmerz. Die Aufnahmeprozedur – wir mussten von der Asylbehörde in Traiskirchen registriert werden – dauerte bis tief in die Abendstunden. Nach langem Warten wurde uns ein vorläufiges Zimmer zugeteilt, ein kleiner Raum mit militärischen Stockbetten für acht Personen, in dem bereits eine junge vierköpfige iranische Familie wohnte. Ich spürte, wie sich im warmen Raum mein aus Angst, Anspannung und Ungewissheit bestehender Krampf langsam löste – wir waren endlich in Sicherheit.

Ich hatte noch nie in einem Stockbett geschlafen und wollte sofort oben sein. Ich kletterte hinauf, fand eine

Decke auf dem Bett, aber kein Polster. „Hello“, sagte da plötzlich eine Stimme. Ich drehte mich um und sah den iranischen Vater, der mit einem müden, aber breiten Lächeln ein kleines Polster in der Hand hielt und mir deutete, es zu nehmen.

Das Bild des lächelnden Fremden und des Polsters in seiner Hand, die Wärme dieses beengten Raumes und die tiefe Atmung meiner Eltern, die offensichtlich die Angst um unser Leben zumindest für eine kleine Weile beiseiteschieben und einschlafen konnten, haben sich tief in mir eingebrannt. Die kleine Geste des Vaters der iranischen Familie und sein Lächeln gaben mir in dieser Nacht Sicherheit und Kraft zurück. Wir wussten damals nicht, wo wir waren. Wir wussten nicht, was der nächste Morgen bringen würde. Wir wussten nur, dass wir in Sicherheit und alle vier heil waren. Meinen Glauben an die Menschheit hatten die Kriegsmonate zutiefst erschüttert. Ich war skeptisch, ich war vorsichtig, ich sah überall Gefahren. Ich konnte damals nicht ahnen, dass die Geste des iranischen Vaters und das schlichte Polster der erste Schritt waren, mit dem mein Glaube an das Gute im Menschen zurückkehren würde.

Der Neubeginn lässt sich nicht planen, er ergibt sich. Und in jenem Moment, in dem man am Beginn des neuen

Lebens steht, herrschen Instinkte. Langsam in Sicherheit ankommen, ein warmes Bett und warmes Essen genießen, wieder lernen, dass die bloße Angst ums Leben langsam abgelegt werden kann. Man beginnt, den Menschen allmählich wieder zu vertrauen, öffnet sich ein klein wenig.

Bald türmten sich vor uns jedoch neue Hürden, die das Flüchtling-Sein – das Anderssein – wohl mit sich bringt. Es waren aber nicht nur die Heckenwände aus Bürokratie und Institutionen, die neuen und für mich undurchsichtigen Schattierungen der unfreiwilligen neuen Heimat Österreich, die ich bald als junger Mann stellvertretend für meine Eltern zu deuten hatte. Es war zu Beginn des Aufenthalts in Traiskirchen auch ein für uns ungewohnter neuer Stempel des Andersseins, der meiner Familie und mir aufgedrückt wurde. Mit jedem Tag in Traiskirchen realisierte ich langsam, dass ich ab nun ein Flüchtling war. Im kleinen quadratischen Ausweis aus dem Flüchtlingslager, der längst vergilbt ist, stand unter meinem Namen „De-facto-Flüchtling". Bei Begegnungen mit Menschen innerhalb des Lagers lautete die erste Frage stets: „Seit wann bist du in Traiskirchen? Wann bist du geflüchtet?" Wenn wir uns aus dem Flüchtlingslager in die Welt der Einheimischen hinausbewegten, um Kleinigkeiten im Lebensmittelgeschäft zu kaufen oder einen langen Spaziergang in den

Weinbergen rund um Traiskirchen zu unternehmen, nannte man uns Flüchtlinge.

Wer aber ist ein Flüchtling? Rechtlich ist die Definition klar. Wer „... aus der begründeten Furcht vor Verfolgung wegen ihrer Rasse, Religion, Nationalität, Zugehörigkeit zu einer bestimmten sozialen Gruppe oder wegen ihrer politischen Überzeugung sich außerhalb des Landes befindet, dessen Staatsangehörigkeit sie besitzt, und den Schutz dieses Landes nicht in Anspruch nehmen kann oder wegen dieser Befürchtungen nicht in Anspruch nehmen will“, wird in Artikel 1a der Genfer Flüchtlingskonvention des Jahres 1951 als Flüchtling definiert. Die Rechte der Flüchtlinge im Aufnahmeland, ihr Schutz, Unterbringung und bestmögliche Unterstützung sind klar geregelt, ebenso wie die Verpflichtungen der Flüchtlinge gegenüber ihrem Gastland. Das internationale System und die einzelnen Nationalstaaten, die die Konvention ratifiziert haben, verpflichten sich, den geflüchteten Menschen Zuflucht zu geben und ihnen zu helfen. Jenseits der rechtlichen Definition entsteht rund um den Begriff der Flüchtlinge ein viel komplexerer Raum von Selbstzuschreibungen der geflüchteten Menschen selbst und Fremdzuschreibungen all jener, denen glücklicherweise das Fluchtschicksal erspart geblieben ist.

Eine kleine Schrift von Hannah Arendt, die sie mitten im Zweiten Weltkrieg verfasste, hat wie kaum ein anderer Text mein Denken geprägt.[10] *Wir Flüchtlinge* wurde mit einem Schlag zu meinem Lebensbegleiter. Ich habe diesen kurzen Essay gefühlt Hunderte Male gelesen, bin immer wieder in den Gedanken und Gefühlen von Hannah Arendt, die hinter ihren Zeilen stehen, versunken und habe mich und all die anderen Flüchtlinge darin erkannt. Den Platz zwischen den Zeilen habe ich mit meinen eigenen Schatten und Schattierungen des Flüchtlings-Seins gefüllt.

„Vergiss nicht, dass du nun ein Flüchtling bist und immer anders sein wirst", war ein Standardsatz meines Vaters in den ersten Jahren nach der Flucht. Bereits in Traiskirchen dachte ich so oft über diese Worte nach. Ich mochte diese Worte des Vaters nicht, da sie so endgültig klangen – Flüchtling-Sein als ein Schicksal, dem man nicht entrinnen kann. Genauso wenig wie diese Mahnung des Vaters mochte ich es, wenn man mich Flüchtling nannte. Ich wollte schlicht als junger Mann mit all seinen Stärken und Schwächen gesehen werden. Mein Vater wollte mich mit seinen Worten wohl auf all die Hürden und Bürden des Lebens in einem neuen Land vorbereiten und hoffte, wie er später schrieb, dass auch ich eines Tages ankommen und eben zu einem Mitbürger dieses Landes werden könnte.

Ihren kleinen Essay beginnt Hannah Arendt mit ähnlichen Worten, wie sie mein Vater sprach: „Vor allem mögen wir es nicht, wenn man uns ‚Flüchtlinge' nennt."[11] Als Flüchtling verliert man so viel, schreibt sie, „unser Zuhause und damit die Vertrautheit des Alltags. Wir haben unseren Beruf verloren und damit das Vertrauen eingebüßt, in dieser Welt irgendwie von Nutzen zu sein. Wir haben unsere Sprache verloren und mit ihr die Natürlichkeit unserer Reaktionen, die Einfachheit unserer Gebärden und den ungezwungenen Ausdruck unserer Gefühle. Wir haben unsere Verwandten in den polnischen Ghettos zurückgelassen, unsere besten Freunde sind in den Konzentrationslagern umgebracht worden, und das bedeutet den Zusammenbruch unserer Welt."[12] Der Schmerz der Flucht verwandelt sich rasch in eine allgemeine Verwundbarkeit, die man als Flüchtling mit sich trägt. Man wird zum schwächsten Teil der Gesellschaft, man will aber leben und neu anfangen. Die Fähigkeit zum Neuanfang, die Hannah Arendt in ihrem Werk *Vita activa oder vom tätigen Leben* als ein zentrales Wesensmerkmal des Menschseins definiert, birgt das Element der Freiheit in sich, das eigene Leben neu zu beginnen.[13] Ankommen steht wohl am Ende dieses Neubeginns.

Bei diesem Neubeginn, den Hannah Arendt am Beispiel der europäischen Jüd:innen nach dem Holocaust schildert, wartet die Aufnahmegesellschaft mit einer Reihe von Ratschlägen und Regeln für das neue Leben auf: „Aber dennoch haben wir sofort nach unserer Rettung (...) ein neues Leben angefangen und versucht, all die guten Ratschläge, die unsere Retter für uns bereithielten, so genau wie möglich zu befolgen. (...) Auf ganz freundliche Weise wurde uns klargemacht, dass das neue Land unsere neue Heimat werden würde."[14] Auch wir als Familie hatten in den ersten Tagen und Wochen in Traiskirchen „all die guten Ratschläge" befolgt. Vater und Mutter ahnten offensichtlich, dass der Krieg in der Heimat noch lange dauern würde und wir wohl nicht mehr nach Prijedor zurückkehren würden. „Nach so viel Unglück, da wollen wir, dass es künftig bombensicher wird," schreibt Arendt. Auch meine Eltern wollten einfach „Bombensicherheit" für ihre Kinder, um jeden Preis.

Bereits auf der Zwischenstation unserer Flucht, in der kroatischen Hauptstadt Zagreb, erfuhren wir von ukrainischen Verwandten meiner Mutter, dass für die Ukrainer:innen, die aus den Kriegsgebieten in Bosnien und Herzegowina flüchteten, aus mehreren europäischen Staaten und so auch aus Österreich die Auswanderung nach Kanada möglich war. Kanada war für die Eltern offensichtlich gerade weit genug vom Krieg in der Heimat entfernt. Der schnellste und leichteste Weg nach Kanada führte damals über die ukrainische Community in Wien. Im Community-Center in der Postgasse im 1. Wiener Gemeindebezirk, wo sich auch am Beginn der russischen Aggression gegen die Ukraine im Jahr 2022 eine zentrale Anlaufstelle für die Flüchtlingshilfe befand, teilte uns der ukrainische Pfarrer, mit dem wir dort das offizielle „Bewerbungsgespräch“ für die Emigration nach Kanada führten, trocken mit, dass für meine Mutter und uns Kinder der Weg nach Kanada frei sei. Für meinen Vater, so der Pfarrer, würde dies leider nicht gehen, die Muslime nehme man nicht auf. So wurde mein Vater zu einem „schlechten“ Flüchtling, zu einem Flüchtling, den man auf Grund der Religion seiner Eltern, mit der er nichts zu tun hatte, zum nicht wünschenswerten „Anderen“ degradierte. Der rassistische ukrainische Pfarrer bestimmte damit das Schicksal meiner Familie. Wir blieben in Österreich und begannen, kleine Pläne für die Zeit nach Traiskirchen zu schmieden. Die österreichische Bundesregierung hatte damals für die Flüchtlinge aus Bosnien und Herzegowina, die von der „De-Facto-Unterstützungsaktion“ des Bundes umfasst waren und damit für die Dauer des Krieges temporären Schutz in Österreich genießen konnten, die Möglichkeit der schrittweisen Integration in den Arbeitsmarkt offengelassen. Eine Arbeit für die Mutter oder den Vater finden, lautete das nächste Ziel, auf dem unsere Hoffnungen ruhten.

„Da alle Welt plant und wünscht und hofft, tun wir das auch," so Hannah Arendt.[15] Nun, planen, wünschen und hoffen reicht kaum aus. Ankommen ist für Flüchtlinge meist kein Resultat eines individuellen Kraftakts, sondern eines diffizilen Zusammenspiels: Der Wille und der innere Antrieb des Flüchtlings, manchmal auch das Glück, ein neues Leben beginnen zu können und ein neues Zuhause zu finden, müssen da sein. Das Aufnahmeland, die Gesellschaft, die ein neues Zuhause werden wird, muss den Schutz geben und alles daran setzen, dass diese verunsicherten Menschen zu neuer Stärke und Sicherheit finden können – als Mitmenschen, die fortan ihre neue Heimat bereichern werden.

Paradoxien des Ankommens

In ihrem Buch *Untertan* erzählt Solmaz Khorsand die Geschichte eines der kontroversesten jungen Schriftsteller Europas, Édouard Louis. Seine Geschichte ist eine der permanenten Anpassung bis zur Unkenntlichkeit und Selbstverleugnung. Als Sohn einer Hausfrau und eines Hilfsarbeiters möchte Louis den sozialen Aufstieg schaffen und dazugehören. Im Gymnasium beginnt seine Verwandlung. Die reiche Schulkollegin Elena wird zum Vorbild, zum Original, dem es mit allen Mitteln nachzueifern gilt – sprachlich, in der Körperhaltung, in den Gesten, ob beim Lachen oder Niesen. Louis will „alle Spuren des Menschen" auslöschen, der er einmal war und wird zu einer erfolgreichen Anpassungsmaschine.[16]

Was bleibt aber am Ende einer solchen Anpassung? Woran soll man sich denn anpassen? Und auch wenn man es geschafft hat, kommt man dann wirklich an und wird als Teil einer neuen Gesellschaft oder Gruppe akzeptiert, und wenn ja, mit welchen Schmerzen geht das einher, die auf dem Weg zu ertragen sind? Verwandeln kann man sich wohl, ein anderer werden, sich häuten. Ob am Ende aber etwas vom ursprünglichen Ich bleibt außer Selbstekel?

Als der Krieg meine Familie aus der Geborgenheit der Heimat herausriss, begann für uns alle ein langer Weg der Suche nach neuen Sicherheiten und nach einem neuen Zuhause. Mein Vater und sein Lebensweg seit der Flucht wurden für mich zum Inbegriff der vergeblichen Suche nach einer neuen Heimat. Diese versuchte er zeitlebens in einer Nische zu finden, in der Nische zwischen Bosnien und Herzegowina, seiner ihm abhandengekommenen Heimat, die sich durch den Krieg und nach dem Krieg in ein Land verwandelt hatte, in dem ethnischer Nationalismus gepaart mit Korruption und Klientelismus vorherrschte, und der neuen Heimat in Österreich, die er nie richtig verstehen konnte und die ihm mit Ablehnung und Ressentiments ob seines Namens oder Aussehens begegnete. Recht bald richtete sich mein Vater in seiner kleinen privaten Welt ein und gab die Hoffnung auf, jemals wieder anzukommen. Er selbst bezeichnete sich bis ans Ende seines Lebens als „De-facto-Flüchtling“, als jemand, der dauerhaft zwischen der verlorenen Heimat und dem nie gefundenen neuen Zuhause gefangen war. Mein Vater war sich seines Schicksals schmerzlich bewusst, fand aber die Kraft in der Familie, der er alles gab. Seine beiden Söhne, mein Bruder und ich, sollten es schaffen, sollten ankommen.

Die Rezeptur für das Ankommen, von deren Wirkung mein Vater zutiefst überzeugt war, bestand aus drei Zutaten: Bildung, Leistung und Anpassung. Er selbst glaubte als Kind des jugoslawischen Sozialismus an die Kraft der Bildung und des sozialen Aufstiegs durch Leistung. Damit machte er seinen Weg in Ex-Jugoslawien. Aus ärmlichen Verhältnissen kommend las er immer sehr viel, besuchte das Gymnasium und konnte später ein Hochschulstudium abschließen. Seine Söhne sollten es ihm fernab ihrer Heimat und trotz widrigster Umstände nachmachen, so seine feste Überzeugung.

Als wir noch in Traiskirchen waren, bestand er darauf, dass mein Bruder und ich Deutsch- und Englischkurse belegten. Die zwei Wörterbücher, die er noch in Prijedor in die beiden Reisetaschen gesteckt hatte, die wir auf der Flucht mitnehmen durften, wurden in den Tagen in Traiskirchen zu unseren ständigen Begleitern. Die Fortsetzung unserer Ausbildung wurde zu seiner Obsession.

Er setzte alle ihm zur Verfügung stehenden Hebel – und viele waren es nicht – in Bewegung, damit wir beide auf ein Gymnasium kamen.

Beim ersten Versuch stießen wir auf Hürden. Ich erinnere mich noch sehr gut, als ich im Juni 1993 als 16-jähriger junger Mann eines Morgens die Badnerbahn in Traiskirchen nahm und mich auf gut Glück ins Badener Gymnasium aufmachte, um dort beim Direktor vorzusprechen. Ich war damals überzeugt, dass von diesem Gang nach Baden mein ganzes Schicksal abhängt. In den Tagen davor hatte ich bei einsamen Spaziergängen im weitläufigen Areal des Flüchtlingslagers Traiskirchen versucht, die paar auf Deutsch einstudierten Sätze hunderte Male zu wiederholen, damit ich sie dann im Gymnasium auch richtig herausbringen würde. Nachdem ich an diesem Tag schwitzend und mit Herzklopfen mehrere Runden um die Schule gedreht hatte und endlich den Mut fand, das Gebäude zu betreten, klopfte ich an der Tür des Sekretariats an. In meinem gebrochenen Deutsch und zitternd vor Aufregung rezitierte ich der Schulsekretärin die auswendig einstudierten Sätze und überreichte ihr die Zeugnisse aus Bosnien und Herzegowina, ausgestellt auf Serbokroatisch und mit dem Stempel eines Landes versehen, das in den Kriegen gerade unterging. Die Sekretärin war sehr freundlich und sprach ein paar Sätze, die ich in meiner Aufregung nicht richtig verstand. Sie fragte nach meiner Adresse. Als ich ihr sagte, dass ich als Flüchtling im Lager in Traiskirchen lebe, versprach sie, sich zu melden. Ich rannte hinaus und war mir sicher, dass es nicht klappen würde. Dem Vater erzählte ich aber, dass sie in der Schule freundlich zu mir waren und sich melden würden – ich machte ihm Hoffnung.

Aus Baden kam in den darauffolgenden Wochen keine Antwort. Der Vater gab aber nicht auf. Über einen Bekannten, der bereits am Beginn des Krieges geflüchtet war und nun im Burgenland, in Wulkaprodersdorf, lebte, stellte er den Kontakt zu einem Professor an der HAK in Eisenstadt her, der mit dem Direktor des Eisenstädter Gymnasiums gut befreundet war. Wenige Tage danach saßen wir bereits mit diesem Bekannten im Auto und fuhren nach Eisenstadt, um den Direktor zu treffen. Ein freundlicher älterer Mann saß uns gegenüber und sagte unumwunden meinem Bruder und mir einen fixen Platz im neuen Schuljahr zu. Übrigens wurde meine Mutter später von der Gattin des Direktors mit einem Arbeitsangebot angesprochen und fing bald als Putzfrau bei ihr an.

Unsere Bildungsodyssee in Österreich begann damit ausgerechnet im Burgenland und am Eisenstädter Gymnasium, was sich später als jenes Glücksmoment erweisen sollte, das man am Beginn der Suche nach einem neuen Zuhause so dringend braucht. Während Mutter und Vater noch in Traiskirchen blieben, schlugen mein Bruder und ich uns von einem Zimmer in einem Gasthaus in Wulkaprodersdorf zu einem Schülerheim in Eisenstadt durch. Es dauerte nicht lang und Mutter und Vater fanden eine Mietwohnung in Eisenstadt, die unser neues vorläufiges Zuhause wurde.

Eisenstadt wurde schrittweise zu meiner Stadt. In langen Spaziergängen erkundete ich Haus für Haus, Ecke für Ecke. In Träumen verschmolzen manchmal die Straßen meiner Heimatsstadt Prijedor mit jenen meiner neuen Stadt. Ein Amalgam aus Altem und Neuem entstand. In Eisenstadt las ich meine ersten Bücher auf Deutsch, lernte für die Schularbeiten, büffelte Englisch und träumte von einer großen Basketballkarriere. Mein Glück wurde meine neue Klasse, die 7b, und mein Basketballverein, der UBC Eisenstadt. Am ersten Tag in der Schule saß ich noch verschreckt in der Schulbank und beobachtete meine zukünftigen Schulkolleg:innen und Freund:innen. Alles war neu für mich – die Sprache, die Gesichter, das Schulsystem. In einer der ersten Stunden hatten wir Physik. Der Physiklehrer legte mit seiner offensichtlich üblichen Einleitung los und wollte bereits auf den Stoff des Semesters eingehen, als ihn Pauli, mein neuer Sitznachbar, erinnerte, dass es einen neuen Schüler in der Klasse gab, der aus Bosnien und Herzegowina kam und vor dem dortigen Krieg geflüchtet war. Der Physiklehrer blickte sich neugierig um, ich zeigte auf und er fragte mich sofort, wie ich denn heiße. „Vedran“, sagte ich schüchtern. „Ach so, Ferdinand“, setzte er lächelnd fort. Vielleicht hatte er meinen Namen nicht richtig verstanden, vielleicht wollte er als echter Burgenländer einen guten Witz machen, der mir helfen sollte, meine Nervosität zumindest kurzfristig abzulegen. Ich blickte ihn mit großen Augen an und wusste nicht, ob ich diesen unangenehmen Moment als Ignoranz oder eine wohlwollende Geste eines zum Scherzen aufgelegten Lehrers deuten sollte. Wie dem auch sei, ich wurde Ferdinand getauft.

Meine 7b war mein Glück in diesen ersten Wochen und Monaten in Eisenstadt. Sie war die wärmste und beste Klasse, die ich mir vorstellen konnte. All meine Schulfreund:innen kümmerten sich vom ersten Tag an um mich, halfen mir im Schulalltag, sammelten Geld für die Klassenkassa. Die Lehrer:innen am Eisenstädter Gymnasium waren ebenso aufmerksam. Meine Deutschlehrerin kaufte mir zwei Wörterbücher und war sichtlich enorm stolz, als ich eineinhalb Jahre später ein Gut auf die Deutschmatura schaffte. Meine Kroatischlehrerin wurde zur guten Fee, die mir Platz für die Auseinandersetzung mit dem Krieg in Ex-Jugoslawien schuf und mir das Gefühl gab, dass ich den anderen Schüler:innen so viel geben konnte. Ich wurde gesehen, ich wurde anerkannt, ich wuchs und fühlte mich von Tag zu Tag besser. Es half enorm, dass mich mein Sportlehrer und begeisterter Basketballer, Stephan, für den lokalen Basketballverein engagierte, in dem ich innerhalb von zwei Jahren zum kleinen lokalen Basketballstar heranwachsen konnte und den Weg in die erste österreichische Bundesliga im Basketball schaffte. Als am Ende der Schulzeit meine Klasse Geld für die Maturareise nach Korfu sammelte und ich zum ersten Mal in meinen Leben fliegen durfte, wuchsen meine Flügel ins Unermessliche.

Ich fühlte mich in meiner 7b das erste Mal nach dem Krieg wohl in einer Gruppe, ich spürte die Wärme, die mich umarmte und mir Sicherheit gab. Vielleicht war dies der erste Schritt zur Versöhnung mit meinem Schicksal. Vielleicht die Vorahnung dessen, dass man als Heimatloser und zwischen den Gesellschaften Wandernder auch – zumindest für einen Augenblick – ankommen kann.

In meinem Eisenstädter Gymnasium fügten sich die Dinge schlicht gut ein. Meine Familie und ich waren uns nun sicher, dass die Leistung und die Anpassung jener Weg sind, der uns ankommen lassen wird. Ich ahnte zu diesem Zeitpunkt noch nicht, dass die Anpassungserwartung oft mit der Aufforderung einhergeht, das vorherige Leben und das Anderssein aufzugeben. Die italienische Philosophin Donatella Di Cesare bringt dieses Dilemma in ihrer *Philosophie der Migration* auf den Punkt: „Die erste feindselige Bedingung der Gastfreundschaft ist in der Erwartung zu sehen, dass der Fremde aufhören soll, ein Fremder zu sein, dass er sich den Autochthonen angleichen und die Absicht erkennen lassen möge, sich zu assimilieren und sich in das identische Selbst der Nation zu integrieren."[17] Als Fremde:r muss man performen, um sich anzupassen, lautet die erste große Botschaft, die uns allen – Flüchtlingen, Migrant:innen – entgegenschlägt.

Cem Özdemir, der deutsche Landwirtschaftsminister und einer der ersten Karrierepolitiker in Deutschland mit migrantischer Herkunft, reflektierte 2023 in der deutschen Wochenzeitung *Die Zeit* ähnlich über seine Herkunft und sein Ankommen in der deutschen Gesellschaft durch Leistung. Er verspüre stets einen enormen Druck, gut zu sein und zu performen. „Wenn man so heiße, wie er heiße, habe man immer Angst, etwas falsch zu machen."[18] Auch unser Vater wiederholte gebetsmühlenartig, dass wir beide, mein Bruder und ich, einfach stark sein müssen, besser als die anderen in der Schule und später beim Studium, um es ihnen – den

Österreicher:innen – zeigen zu können, dass wir gut und wertvoll sind. „Du bist nie die. Deshalb musst du noch mehr lernen. (...) Hole sie ein. Lerne. Renne“, las ich im Roman *Fremd* von Michel Friedman und glaubte in dem Moment, die Worte meines Vaters zu hören.[19] Nur auf diesem Weg, so mein Vater, würden wir Kinder ankommen. Gleichzeitig ermahnte er uns immer wieder, stolz zu sein auf unsere Leistung, aber doch nicht zu sehr aufzufallen – ein Paradox. Wir sollten uns als starke Räder in die Gesellschaft einfügen, aber eben einfügen. Die Stärke und Autonomie durch Bildung, die er uns eintrichterte, vertrugen sich kaum mit seinem Wunsch nach unserer Anpassung, und damit wohl nach Sicherheit. Wir lasen daraus immer nur eines: Wir mussten alles schaffen. Mein Bruder und ich trugen diese Bürde mit uns und gaben alles, um anzukommen. Ständig funktionieren, nie stehen bleiben. Als ich im späten Frühjahr 1995 mit dem Maturazeugnis nach Hause kam, schlossen mich Vater und Mutter weinend vor Stolz in die Arme. Als Geschenk wartete ein neuer Basketball. Ich zog mich schnell um, schlüpfte in die Basketballschuhe und lief hinaus zum Basketballplatz. Ich fühlte, wie sich der Krampf der letzten Jahre nach der Flucht löste und ich das erste Mal in meiner neuen Heimat zu atmen begann. Diesen befreiten Atem spürte ich auch nach der Magisterprüfung an der Universität Wien kurz vor Weihnachten 1999 wieder. Nach der bestandenen Masterdefensio lief ich in den kalten Winter hinaus und rief sofort meinen Vater an, um ihm die gute Nachricht zu überbringen. Er hob sofort ab, verstummte kurz und sagte dann schlicht: „Jetzt bist du endlich angekommen."

War ich das wirklich? Und was passierte mit meinem Vater? Während ich als blonder, großer und blauäugiger „Tschusch" meinen Bildungsweg machte, spürte mein Vater mit seinem islamischen Namen Abdulah und seinem dunklen Aussehen Ablehnung. Als er sich in Traiskirchen noch als einfacher Arbeiter im Garten des Flüchtlingslagers abmühte und nach kurzer Zeit seine Schulter vor Schmerzen streikte, zog er sich verletzt zurück. Als er mit seinem kaum vorhandenen Deutsch die ersten Behördenwege zu absolvieren versuchte und stets nur auf offene Feindseligkeit stieß, vergrub er sich immer mehr in sich. Irgendwann gab er es auf, er wollte nicht mehr ein neues Zuhause suchen. Sein altes war unwiederbringlich verloren, Österreich nahm ihn nicht auf. Mein Vater lebte nur noch für uns Kinder, kochte zu Hause, machte uns die Jause, putzte die Wohnung, während die Mutter anfangs mit Hilfsarbeiten das Geld für die gesamte Familie verdiente. Bis ans Ende seines Lebens blieb er innerlich tot. Mit diesem Gefühl war der Vater nicht allein. Er teilte es wohl mit vielen Menschen mit einer Flucht- und Migrationsgeschichte, die anzukommen versuchten, aber bis an ihr Lebensende nie ankamen.

Toxische Pommes, die es mit ihren zeitkritischen Instagram-Kurzvideos zur österreichischen Kabarettberühmtheit geschafft hat, veröffentlichte im Frühjahr 2024 ihren ersten Roman *Ein schönes Ausländerkind*. Im Prolog zum Buch stieß ich schnell auf jenen Gedankengang, den ich mir innerlich vermutlich tausende Male vorgesagt habe: „Ich hatte doch immer alles richtig gemacht. Ich hatte meinen Teil des Integrationsversprechens eingehalten. Ich hatte den Ausländer in mir wegintegriert. Ich war weiß, christlich und aß gerne Schweinefleisch. Ich hatte immer nur gelernt oder gearbeitet, war nie krank gewesen, hatte ein Semester unter Mindeststudienzeit studiert, einen Doktortitel und Schlafprobleme, seit ich fünfzehn war. (…) Ich hatte es geschafft. Ich hatte alles erreicht, wofür meine Eltern und ich ein Leben lang hart gearbeitet haben. Ich war perfekt. (…) Und trotz alledem fühlte ich mich innerlich tot.“[20]

Kommt man also durch Leistung an? Reichte mein Maturazeugnis und der spätere Magister- und Doktortitel aus? Wird man damit ein akzeptierter Teil eines neuen, größeren Wir in der neuen Heimat? Schafft man es dadurch, all die Barrieren der strukturellen Benachteiligung und des Rassismus zu überwinden, gegen die Gleichgültigkeit und die Unsichtbarkeit anzukämpfen? Oder bleibt man am Ende doch innerlich tot, wie die Heldinnenfigur im Buch von Toxische Pommes?

Individuell mag die Anpassungsleistung bei einigen ausreichen, zumal dann, wenn noch ein Quäntchen Glück dazukommt. Viele aber schaffen es trotz der größten Anstrengungen nicht, anzukommen und gesehen und anerkannt zu werden. „Integration durch Leistung" wurde auch in Österreich zu einer geflügelten Phrase, als Sebastian Kurz zwischen 2011 und 2013 Staatssekretär für Integration war. Flüchtlinge und Migrant:innen sollen sich anstrengen, sich anpassen und etwas leisten, so das Narrativ, damit die Integration gelingt. „Integration durch Leistung" klang wie ein Versprechen, das aber auf zumindest einem Auge blind war und bewusst ausklammerte, dass sehr vielen Flüchtlingen, Migrant:innen und marginalisierten Menschen aus sozial schwächeren Schichten trotz größter Anstrengung das Ankommen durch Leistung verwehrt bleibt. In Österreich wird ja, wie alle Studien wissen, die Bildung sehr stark vererbt.[21] Sozialer Aufstieg ist nur in wenigen Fällen tatsächlich möglich. Kinder von Migrant:innen und Flüchtlingen haben geringere Chancen, sprechen schlechter Deutsch und schaffen den Weg an die Universitäten selten. Junge Frauen und Mütter verdienen weniger und sind oft Opfer von Diskriminierung und Benachteiligung.

Was man bei einer verkürzten und politisierten Wahrnehmung von Flüchtlingen und Migrant:innen vielfach aus den Augen und auch aus dem Sinn verliert, sind die Einzelschicksale, die Entbehrungen, Sorgen und Ängste, aber auch Hoffnungen und Träume, die sie alle teilen.

Die Politik mit der Angst

In all den Jahren, in denen ich mich fleißig „integrierte“, veränderte sich aber meine neue Heimat von Jahr zu Jahr. Vielleicht begann die Verschiebung hin zu einer Gesellschaft, in der Angst und Ressentiments die Politik bestimmen, mit dem Ausländervolksbegehren der FPÖ und des damaligen rechten Demagogen Jörg Haider vom Jänner 1993. Ich war kaum in Österreich angekommen und wurde gleich ermahnt, dass man mich nicht wolle. Als Jörg Haider mit seinem „Österreich zuerst“-Volksbegehren den fiktiven Kampf gegen die „Anderen“ – Flüchtlinge und Migrant:innen – aufnahm, brauchte Österreich die Arbeitskräfte dringend. Bosnier:innen, die in den 1990er-Jahren als Flüchtlinge kamen, wurden zu der am besten integrierten und erfolgreichsten

Migrant:innengruppe in Österreich und trugen zum wirtschaftlichen und gesellschaftlichen Erfolg Österreichs seit den 1990er-Jahren bei.[22] Alma Zadić, die 2020 zur ersten migrantischen Ministerin überhaupt wurde, steht seitdem als Paradebeispiel für diese gelungene Integration.

Spätestens als derselbe Jörg Haider, der geübteste Rechtspopulist Österreichs und langjährige Parteiobmann der FPÖ, im Oktober 1999 mit fast 27 % zum großen Sieger der Nationalratswahl und im Jahr 2000 zum Regierungspartner für die ÖVP wurde, war auch für mich klar, dass der Spuk des xenophoben, menschenverachtenden Rechtsextremismus kein Minderheitenprogramm in diesem Land darstellte, sondern immer mehr zum politischen Mainstream geworden war. Als Heinz-Christian Strache im Wahlkampf für den Wiener Gemeinderat 2005 „Pummerin[23] statt Muezzin" plakatieren ließ, war es aus seiner Sicht nur folgerichtig, dass er im Wahlkampf für den Nationalrat im Jahr 2006 mit dem Spruch „Daham statt Islam" auf Stimmenfang ging. Strache war damit erfolgreich, bis er in Ibiza auf die Nase fiel und der nächste populistische Agitator, Herbert Kickl, der selbsternannte „Volkskanzler", das Ruder in der FPÖ übernahm. An Sprüchen, die er übrigens auch für Heinz-Christian Strache als Wahlkampfmanager und Geschäftsführer der FPÖ klopfen durfte, mangelte es nicht. Dazwischen betätigte sich der jüngste Bundeskanzler der Zweiten Republik, Sebastian Kurz, als populistischer Guru, der mit flotten ausländerfeindlichen Sprüchen und Kampagnen den Rechten das Wasser abgraben und sich selbst und seiner ÖVP Macht sichern wollte.

Die 1992 verstorbene Politologin Judith Shklar hat in ihrem Werk *Liberalismus der Furcht* Entscheidendes über unsere Gegenwart gesagt. Die Furcht oder die Angst, so Shklar, sei die elementare und den Menschen am tiefsten erfassende Form der Unfreiheit.[24] Politik mit der Angst setzt diese Unfreiheit voraus. Die Angst, die heutzutage als zentrale Emotion Platz in der Mitte der Gesellschaft gefunden hat, lähmt den Einzelnen und trimmt die Gruppe auf Abwehr. Schnell sind in Zeiten neuer Unsicherheiten die populistischen und rechten Rattenfänger zur Stelle, um laut auszurufen: „Österreich gehört uns, wir brauchen eine Festung, die Asylanten und Flüchtlinge wollen uns, den echten Österreichern an den Kragen." Hinter diesen Parolen stehen ein neuer autoritärer Geist und eine Vorstellung von der Gesellschaft, in der man sich um Menschen- und Grundrechte nicht schert und eine neue Form der Macht etabliert, die Menschen entzweit und gegeneinander aufbringt. Das laute Versprechen der Rechtspopulisten „Mehr Gleichheit für mich und meinesgleichen und weniger für die

Fremden und ihre Kinder" scheint immer häufiger auf fruchtbaren Boden zu fallen.

Die Politik mit der Angst, gerichtet gegen die vermeintlichen Feinde „unserer" Nation, die stets als erhaben und rein imaginiert wird, ist zum Kennzeichen jener rechtspopulistischen Parteien und Bewegungen geworden, die immer mehr in die Mitte des politischen Spektrums gerückt sind, so die These der weltweit anerkannten Linguistin Ruth Wodak.[25] Die Funktion einer solchen Feinderzeugung brachte Umberto Eco präzise auf den Punkt: „Einen Feind zu haben ist nicht nur wichtig, um die eigene Identität zu definieren, sondern auch, um sich ein Hindernis aufzubauen, an dem man das eigene Wertesystem demonstrieren und durch dessen Bekämpfung man den eigenen Wert beweisen kann. Deshalb muss man, wenn man keinen Feind hat, sich einen fabrizieren. (...) Ein Andersartiger *par excellence* ist der Fremde, der Ausländer."[26]

Die rechten und rechtsextremen Parteien und Bewegungen sind jedoch nicht die ausschließlichen Verfechter einer nationalistischen, rückwärtsgewandten und mitunter auch autoritären Wende. Die internationale Krise des Konservativismus ist in den letzten Jahren intensiv debattiert worden. Thomas Biebricher zeigt in seinem vieldiskutierten Buch *Mitte/Rechts. Die internationale*

Krise des Konservativismus, wie sich die Krise des politischen Konservativismus der letzten zwei bis drei Jahrzehnte mit dem Verlust des real existierenden – kommunistisch-sozialistischen – Gegenspielers ab der Zäsur der Jahre 1989/90 schrittweise entwickelt hat und zum dominanten Muster in Europa geworden ist. „Gemäßigte Mitte-rechts-Parteien radikalisieren sich – oder verschwinden“, so seine These, und setzen in diesem Prozess des Wandels zunehmend auf einen polarisierenden Kulturkampf.[27] Diese Entwicklung manifestiert sich längst auch in Österreich und hat spätestens seit der Ära Kurz die ÖVP im großen Stil erreicht und massiv verändert. Von der Kurz'schen Parole „Integration durch Leistung“ zu „Leitkultur statt Multikulti“ war es kein allzu langer Weg. Auf diesem Weg verwischten sich die Grenzen zwischen rechter Mitte und rechtem Rand zusehends.

Sowohl die rechte Mitte als auch der rechte Rand setzen in westeuropäischen Gesellschaften, und unübersehbar auch in Österreich, auf die Erzählung vom homogenen Volk auf der einen Seite, und den „Anderen“ – den Fremden – als Gefahr für dieses imaginierte Volk auf der anderen Seite. Das ist jene Form des Populismus, die der französische Historiker und Demokratietheoretiker Pierre Rosanvallon in seinem Buch *Das Jahrhundert des Populismus* eindringlich beschreibt. Rosanvallon stellt in seinem Buch die Frage, was mit einer Gesellschaft passieren kann, wenn die komplexe und fein austarierte Balance der demokratischen Repräsentation Risse zeigt – wenn Parlamente zu Kulissen werden, wenn mit Notstandsverordnungen gearbeitet wird, wenn eine Politik der Emotionen jene der breiten öffentlichen Ausverhandlung und des Widerstreits schrittweise ablöst. Zwischen Angst und Passivität schwanke eine solche Gesellschaft, so Rosanvallon. Sie tendiere dazu, „vom Ressentiment beherrscht zu werden, der Vereinigung von Wut und Ohnmacht“ und müsse folglich „das Wirkliche ständig vereinfachen und verzerren, in der Hoffnung, es dadurch handhabbar zu machen.“ Am Ende, so Rosanvallon in Anlehnung an seine These vom Jahrhundert des Populismus, müsse die Gesellschaft „Sündenböcke zur einzigen Ursache all ihrer Leiden erheben und kann sich selbst nur noch als kompakten Block verstehen, der radikal bösen und unheilvollen Mächten ausgesetzt ist.“[28]

Von Sündenbock-Politik zum offenen Nationalismus und Rassismus ist es kein weiter Weg. Dann taucht wieder das Gespenst des homogenen Volkes auf, das wir aus dunklen Zeiten der europäischen Geschichte kennen. „Wir“, die Guten und die Gerechten, gegen die „Anderen“, die Bösen, ist jene binäre Formel des Populismus, die Demokratie zersetzt. In dieser neuen populistischen Erzählung werden Affekte freigesetzt, so Achille

Mbembe, „die unsere Gesellschaften nach und nach drängen, den Weg der Demokratie zu verlassen und sich in Gesellschaften der Feindschaft zu verwandeln."[29]

Die „Anderen" können dann sogar reine Fiktion sein, wie uns beispielsweise der ungarische Premierminister Orbán in den letzten Jahren gezeigt hat. Wie er seine letzten Wahlkämpfe mit Hasskampagnen gegen Geflüchtete und Migrant:innen bestritt, ohne dass es in Ungarn überhaupt welche gab, ist ein populistisches Kunststück sondergleichen. Nicht umsonst kursierte in Ungarn lange Zeit der Witz, dass Ungar:innen mehr UFOs gesehen hätten als Migrant:innen. Sobald Regierende im Europa des 21. Jahrhunderts und inmitten einer mobilen, hochgradig globalisierten und vernetzten Welt sich anmaßen, das angeblich homogene Volk zu vertreten, ist die Demokratie gefährdet.

Zaun und Abschottung

Gerade nach den Jahren 2015/16 und der großen Fluchtbewegung aus Syrien, Afghanistan und dem Irak wurden in ganz Europa und besonders stark in Österreich die Migrant:innen und Flüchtlinge zum Schreckgespenst par excellence. Am Beginn des Jahres 2016, als der junge österreichische Außenminister Sebastian Kurz sich anschickte, seinen Weg ins Bundeskanzleramt systematisch zu ebnen und die sogenannte „Westbalkanroute" zu schließen, gab er der deutschen Zeitung *Die Welt* ein Interview zum Umgang Europas und Österreichs mit der vermeintlichen „Flüchtlingskrise": „Es ist nachvollziehbar, dass viele Politiker Angst vor hässlichen Bildern bei der Grenzsicherung haben. Es kann aber nicht sein, dass wir diesen Job an die Türkei übertragen, weil wir uns die Hände nicht schmutzig machen wollen. Es wird nicht ohne hässliche Bilder gehen."[30]

Die Metapher der „hässlichen Bilder" von Sebastian Kurz erinnerte mich an mein eigenes Schicksal. Bilder und Momente aus den letzten Jahren begleiten mich bis heute und sitzen wie Blei auf meiner Seele: Die serbische Polizei schlägt wie wild auf Geflüchtete ein. In einer inoffiziellen WhatsApp-Gruppe der kroatischen Grenzpolizei und des kroatischen Innenministeriums werden Bilder von gewalttätigen Pushbacks an der kroatisch-bosnischen Grenze ausgetauscht. Im bosnischen Flüchtlingslager Lipa erfolgt mit finanzieller Beteiligung Österreichs der Bau einer Gefängniseinheit ohne Zustimmung der lokalen Behörden. Vermummte Männer setzen Flüchtlinge vor Lesbos auf hoher See aus, sie scheinen Angehörige der griechischen Küstenwache zu sein, mutmaßlich war die Aktion von der griechischen Polizei koordiniert. Berichte von toten Flüchtlingen im Mittelmeer werden in der westlichen Öffentlichkeit fast schon ignoriert. Während die Gesellschaft abstumpft, vergeht der Schmerz in mir nicht, da ich vor meinem inneren Auge hinter jedem einzelnen dieser Schicksale meine eigene Lebensgeschichte abspule.

All diese schrecklichen Bilder fügen sich zu einem großen Muster zusammen, das ganz klar zeigt: die

EU-Asylpolitik ist gescheitert, Gewalt an Außengrenzen wird akzeptiert, alle schweigen laut dazu. Die Dehumanisierung der Geflüchteten und die Erosion ihrer Grundrechte schreitet voran. Das offizielle Brüssel übt sich in der Regel in der Politik des Wegschauens und der mehr oder weniger eleganten Beschwichtigungen. Die „hässlichen Bilder" von den EU-Außengrenzen sind somit leider zur Tagesordnung einer EU geworden, die hier offen die eigenen Rechtsgrundsätze und Prinzipien verrät. Das hat eine gefährliche Präzedenzwirkung – je fester und konsequenter man draufschlägt, desto besser aus der Sicht der EU. Das Asylrecht ist aber ein geltendes Recht. Wer immer es in Frage stellt oder unter dem Knüppel begräbt, stellt auch den geltenden EU-Rechtsbestand in Frage und ruiniert mutwillig das internationale Völkerrecht.

Sind die Aufnahmebereitschaft und der oft so mühsame Prozess der Verständigung mit neuen Mitbürger:innen in den letzten Jahren in europäischen Gesellschaften und in Österreich also vollends verschwunden? Das kann man nicht behaupten. Auf der einen Seite leisten viele staatliche Einrichtungen wichtige Arbeit, um rechtliche und soziale Voraussetzungen dafür zu schaffen, dass Geflüchtete aufgenommen werden. Zuletzt ist dies im Jahr 2022 nach dem Beginn der vollumfänglichen russischen Aggression gegen die Ukraine mit der vorläufigen Aufnahme von vielen Millionen Ukrainer:innen deutlich geworden. Gewiss, im Bereich der staatlichen Hilfe und Unterstützung gibt es viele problematische Bereiche und Potential für neue, effizientere Maßnahmen, die zu einer Verbesserung der Lebensbedingungen für unsere neuen Bürger:innen führen würden.[31] Auf der anderen Seite war es bei der Fluchtbewegung aus der Ukraine ähnlich wie bei jener des Jahres 2015 vor allem die Zivilgesellschaft, die als zentrale gesellschaftliche Solidaritäts- und Hilfssäule einen großen Teil der Last schulterte und bewies, dass man alles unternimmt, um den neuen Menschen in unserer Mitte zu helfen.

Zwei Jahre später sind allerdings die zentralen Dilemmata der europäischen Flüchtlings- und Asylpolitik weiterhin sichtbar und zeigen sich vielleicht sogar noch deutlicher und schmerzlicher als zuvor. Die meisten Flüchtlinge sind nach wie vor in den Nachbarstaaten der Ukraine, die starke Unterstützung brauchen. Eine bessere Verteilung der ukrainischen Flüchtlinge ist innerhalb der EU aber weiterhin kein Thema. Auch andere Grundfeste der europäischen Flüchtlingspolitik scheinen vom Ukraine-Krieg unberührt geblieben zu sein. Die meisten EU-Mitgliedsstaaten öffneten sich zwar für Flüchtlinge aus der Ukraine, blieben aber für die anderen ein Europa der Zäune, der Begrenzung und des Einriegelns. Das Bild einer umzäunten EU, das sich ab 2015 verfestigte, ist 2024 stärker präsent als je zuvor. Wir dürfen nicht die Augen davor verschließen, dass es an europäischen Außengrenzen gewalttätige Pushbacks gibt, die von einigen Staaten wie Kroatien oder Bulgarien systematisch und staatlich organisiert werden. Wir dürfen auch nicht vergessen, dass gerade in Polen, das sich so stark für die ukrainischen Flüchtlinge einsetzte, im Norden an der Grenze zu Belarus ein Stahlzaun andere Flüchtlinge, etwa aus Syrien oder Afghanistan, stoppt. Weiterhin bezahlen Tausende Menschen den Versuch, die EU-Außengrenzen zu überwinden und in die EU zu gelangen, mit ihrem Leben. Die Zäune und Mauern an diesen Außengrenzen, an denen die neue Härte in Bezug auf die Fremden – Flüchtlinge und Migrant:innen – demonstriert werden soll, sind zum neuen Symbolbild des Kontinents geworden.

In der Zwischenzeit sind auch neue Vorschläge, die noch vor ein paar Jahren als Tabus galten, in der Mitte des politischen Spektrums angekommen. Höchst problematische Deals wie jener mit Tunesien oder zwischen Italien und Albanien sowie der Deal mit Ruanda, durch welche diese Länder zu sogenannten „sicheren Drittstaaten“ erklärt werden, in die Menschen aus dem westlichen Europa abgeschoben werden können und in denen man „Asylschnellverfahren“ durchführen kann, beflügeln vor allem die Fantasie der Verfechter der Festung Europa, dass man es mit einer weitgehenden Externalisierung der Flucht- und Asylfrage schaffen kann, Europa vor den Flüchtlingen und Migrant:innen zu „schützen". Die Kritik ist laut – solche Deals sind rechtlich problematisch, sie garantieren nicht den Schutz der Menschenrechte und sind zudem extrem teuer. Nicht zuletzt stärken sie die lokalen Eliten, die meist das Geld des Westens für die Stärkung ihrer autoritären Herrschaft vor Ort benutzen. All diese Vorschläge zur Auslagerung der Asylfragen und zum Schutz der EU-Außengrenzen und damit der „Festung Europa" haben eines gemeinsam – die klare Abwehrgeste, die wohl den Kern des Problems darstellt. Migrant:innen und Flüchtlinge werden zur absoluten Gefahr hochstilisiert, vor der man sich fürchten und daher schützen müsse. „Aus den Augen, aus dem Sinn", lautet hier wohl das Motto. Damit verschließt man die Augen vor der Realität Europas, das ohne Migrant:innen nicht mehr zu denken ist.

Der Zaun ist in den letzten Jahren zur allgemein akzeptierten politischen Norm geworden. Hinter dem Symbol des Zaunes steht ein neuer Diskurs der kulturellen Identität, wo die „Anderen", meistens die muslimischen Flüchtlinge und Migrant:innen, kulturell nicht zu Europa gehören und daher draußen bleiben müssen, koste es was es wolle. Damit sind wir auch beim zentralen strukturellen Problem der europäischen Gesellschaften im Umgang mit Flüchtlingen angekommen. Wir erinnern uns alle noch an die ersten Tage des Krieges in der Ukraine, als Hunderttausende Ukrainer:innen ihr Land verließen und in den umliegenden Staaten ankamen. Darunter waren auch zahlreiche Studierende aus Staaten wie Kamerun, Ghana, Nigeria, Ägypten, Jemen, viele Personen aus der Black Community und People of Color, die an den Grenzen von „echten“ ukrainischen Flüchtlingen auf Grund der Farbe ihrer Haut getrennt wurden, die teils schikaniert und mit Gewalt bedroht wurden.

Flüchtlinge und Migrant:innen sind spätestens seit 2015 in Europa zur politischen Verschubmasse geworden. Eine zynische Konsequenz ist die Entmenschlichung von Schutzsuchenden, ja die klammheimliche Freude an ihrer Demütigung, die hinter all diesen gegen Flüchtlinge und Migrant:innen gerichteten Praktiken und der populistisch-rassistischen Rhetorik zu Tage tritt. Wenn das Recht niedergeknüppelt und auf Humanität vergessen wird, wenn bei all den Menschenrechtsverletzungen an europäischen Außengrenzen weggeschaut wird, wenn die Empathie und Achtung gegenüber den Schwächeren in unserer Gesellschaft verloren gehen, wenn stets gegen die anderen gehetzt wird, dann schneiden wir uns ins eigene Fleisch. So werden wir eines Tages in einem kalten Europa und Österreich aufwachen, das niemandem mehr gefallen wird.

Der strukturelle Rassismus und die neuen Unsichtbaren

Während die Abschottung nach außen seit 2015/16 weiter vorangetrieben wird, setzt sich in Österreich und Deutschland der Wandel des öffentlichen Diskurses über Flucht und Migration mit rasender Geschwindigkeit fort. Standen am Beginn dieser Fluchtbewegung das Willkommenheißen und die Hilfe für die vielen Geflüchteten im Mittelpunkt, als die meisten europäischen Staaten die Grenzen öffneten und die damalige deutsche Kanzlerin Angela Merkel mit ihrem „Wir schaffen das“ eine starke Geste setze, wurden bald wie bereits skizziert Flüchtlinge und Migrant:innen immer mehr zur Gefahr und zum Sicherheitsproblem stilisiert, zum Schreckgespenst Europas. Das Bild des „illegalen Migranten“ oder „Scheinasylanten“ fügte sich in dieses neue

Paradigma ein, wo Migration und Flucht zum Problem und die eigene Sicherheit zur zentralen Handlungsmaxime erhoben wurden.

Sinnbildlich für dieses neue Paradigma steht die diskursiv erzeugte Trennung zwischen „bösen Flüchtlingen“, die ungerechtfertigt Leistungen beanspruchen und kulturell anders sind als wir, und zum anderen jenen „armen Flüchtlingen“, die auf unsere Hilfe angewiesen sind und denen gegenüber wir unser humanes Gesicht zeigen. So wurden auch in den Jahren nach 2015/16 junge muslimische Männer aus Syrien, dem Irak oder Afghanistan zunehmend als Gefahr dargestellt, während man bei ukrainischen Flüchtlingen, vor allem Frauen und Kindern, die ab dem Beginn der russischen Aggression gegen die Ukraine im Februar 2022 zu uns kamen, das helfende und solidarische Gesicht zeigte. So oder so entsteht durch einen solchen Diskurs eine klare Trennlinie zwischen der österreichischen Bevölkerung als dem „Wir“ und den Flüchtlingen und Migrant:innen als den „Anderen“. Dahinter steckt der in vielen europäischen Gesellschaften so stark verwurzelte strukturelle Rassismus, der Menschen in „gute“ und „schlechte“ trennt, der diskriminiert und ausschließt, der menschliche Würde zerstört. Wenn Rassismus und autoritär-populistisches Gedankengut sich durchsetzen, rückt ein freies und demokratisches

Wir und ein gemeinsames Zuhause für alle immer weiter in die Ferne.

Die COVID-19-Pandemie hat uns deutlich gezeigt, wie fragmentiert und gespalten dieses gesellschaftliche Wir in Österreich und vielen europäischen Staaten ist und wie stark tiefsitzende Vorurteile und Ausschlussmechanismen sind. Die Pandemie führte uns auch vor Augen, dass die uns allen eingetrichterte und internalisierte neoliberale Leistungs- und Konkurrenzformel „Stärker, besser, größer“ – ein moderner Sozialdarwinismus wohl – neue Teilungen und Verwundungen produziert, die viele an den Rändern der Gesellschaft zurücklässt. Sie werden zu den „Anderen“, zu den Unsichtbaren, die immer im Verborgenen und im Schatten bleiben sollen – zu Menschen ohne Namen und Gesicht, um die wir uns nicht kümmern sollten.

Ihrem Buch *Wir* aus derselben Reihe, in der auch dieses Buch erscheint, stellt Judith Kohlenberger eine Anekdote über die Anthropologin Margaret Mead voran. Als Mead von einer Studierenden gefragt wurde, was sie als erstes Zeichen für Zivilisation in einer Kultur betrachte, war ihre Antwort überraschend wie einleuchtend: es sei ein gebrochener und wieder zusammengewachsener Oberschenkelknochen (Femur). Im Gegensatz zum Tierreich, wo Tiere mit einem gebrochenen Knochen meist verenden, erbringt das zusammengewachsene Femur den Beweis, dass sich jemand um den Verletzten gekümmert, ihn gepflegt und lange genug geschützt hat, um den Knochen heilen zu lassen. Sich um die anderen zu kümmern, also die Fürsorge für jene, die in Not sind, sei der Beginn der Zivilisation. „Wir sind am besten, wenn wir für andere da sind", schreibt Kohlenberger.[32]

In den Jahren der Pandemie wurde die Sorge um die anderen, die Hilfe und die Unterstützung für die Schwächeren, ja die Solidarität ganz allgemein, zu einer zentralen gesellschaftlichen und politischen Frage. Waren wir damals und sind wir heute für die anderen da? Und wer sind denn die anderen, werden sie gesehen oder übersehen?

Das Coronavirus hielt uns lange in Griff und ließ die Erinnerung an die alte „Normalität" wie ein Lied aus längst vergangenen Zeiten erscheinen. In der Pandemie ist klar geworden, dass ein universelles Virus, das die ganze Welt mit rasender Geschwindigkeit erobert hat, ein Ungleichheitsvirus ist. Vor dem Virus und seiner Infektiosität waren wir zwar alle gleich. Global verschärften sich aber die sozialen Ungleichheiten auch innerhalb einzelner Nationalstaaten zum Teil drastisch. Die bestehenden Klassenunterschiede, Machtstrukturen und Verteilungsmechanismen blieben alle in Kraft, sodass die Pandemie letztendlich als Katalysator für neue Ungleichheiten, Ungerechtigkeiten und Polarisierungen diente. Die Pandemie hinterließ ein neues gesellschaftliches Terrain voller verwundbarer Menschen und Gruppen, die zu neuen Unsichtbaren unserer Zeit wurden. Einige Gruppen, darunter jene, die auch schon zuvor marginalisiert waren, litten besonders unter der Ausnahmesituation. Mütter, die zu Hause die doppelte Last tragen, gehören dazu, genauso wie Pfleger:innen oder Arbeiter:innen in den Fabriken und Supermarktketten. Auch diejenigen unter uns, die durch Arbeitslosigkeit unter die Armutsgrenze gerutscht sind oder die unter Depressionen und psychischen Problemen leiden, bleiben zunehmend auf der Strecke.

Zu den alten und nun verstärkt Unsichtbaren und Verwundbaren gehören aber vor allem auch die Migrant:innen. Die neue und akute Fragmentierung des gesellschaftlichen Wir, die sich in der Pandemie deutlich verschärft hat, hat die Migrant:innen und die „Fremden" erneut in den Mittelpunkt der populistischen Diskurse gestellt. Jeglicher Ausschluss von großen und relevanten gesellschaftlichen Gruppen hat gravierende Folgen auf zentrale soziale und politische Prinzipien wie Gleichheit, Beteiligung und Repräsentation, und damit auf unsere Demokratie. Wissenschaftliche Erkenntnisse über diese Grundprinzipien jeder Demokratie waren auch bereits vor der Coronakrise eindeutig: Die unteren Schichten nehmen generell weniger an Wahlen teil und sind deshalb schlechter repräsentiert als die Mittel- und Oberschichten. Die meisten Parteien vertreten also mehrheitlich Wähler:innen aus der Mittel- und Oberschicht und damit jene Menschen, die ohnehin stark am demokratischen Geschehen beteiligt sind. Im Umkehrschluss ist klar, dass daraus ein deutliches Repräsentationsproblem bei unteren Schichten und vielen marginalisierten und benachteiligten Gruppen in der Gesellschaft entsteht. Wenn man dazu noch die faktisch demokratisch völlig Unsichtbaren nimmt – Flüchtlinge oder generell Migrant:innen ohne Staatsbürgerschaft oder diejenigen, die unter die Armutsgrenze fallen und kaum Kraft für politische Partizipation aufbringen – dann ist das Gleichheitsprinzip der Demokratie beschädigt.

Neue polarisierende Großerzählung

Österreich ist eine Einwanderungsgesellschaft. Friktionen, Spannungsmomente, ja Konflikte gibt es in Einwanderungsgesellschaften immer. Ohne Friktionen läuft es so gut wie nie. Es treffen unterschiedliche Erfahrungs- und Lebenshorizonte aufeinander, unterschiedliche Vorstellungen vom guten und schlechten Leben, von Geschlechterbeziehungen, ja letztlich vom Staat und wie man ihn zu führen hat. Die Lösung für diese Herausforderungen kann aber nie die Ausgrenzung und rhetorisches Säbelrasseln der Mehrheitsgesellschaft gegen Menschen mit Migrationshintergrund sein. Die Verurteilung der Migrant:innen für alle gesellschaftlichen und alltäglichen Probleme in Österreich oder auch in jedem anderen europäischen Land, wo Ausländerfeindlichkeit,

Rassismus und populistische Ausgrenzungsrhetorik auf der Tagesordnung stehen, geht schlicht an der viel komplexeren Realität vorbei.

Mit der Stilisierung der Migration und des Andersseins zur Mutter aller Probleme erzeugt man eine „polarisierende Erzählung entlang der Grenze der Pluralität", die sich populistisch leicht ausnutzen lässt.[33] Die rechtspopulistischen Parteien und Bewegungen schöpfen ihre Kraft aus realen und symbolischen Bedrohungen der angestammten sozialen Identität. Sie fokussieren ihre Narrative auf die Frage der Zugehörigkeit zur fiktiven und homogenen Nation – zum Volk, das nur aus einer klar definierten Gruppe von Menschen entlang der Kriterien „weiß, christlich und deutsch/österreichisch" besteht. Die Abstiegs- und Verlustängste und Ressourcenkonkurrenz können leicht mit Angst aufgeladen werden, die sich immer mehr gegen die „Anderen" – die vermeintlich Fremden – richtet. Die soziale Hilflosigkeit der Einzelnen vermischt sich mit der allgemeinen Aufregung unserer Gesellschaften, in der die Menschen Sehnsucht nach früheren, „besseren" Zeiten haben und immer stärker einfache Antworten auf sehr komplexe Fragen suchen.

In einem solchen gesellschaftlichen Umfeld entdecken die rechtspopulistischen Parteien und ihre Nachahmer in der politischen Mitte den Kulturkampf – oder anders ausgedrückt den Kampf um Leitkultur – als eine neue politische Waffe gegen die angeblichen linksliberalen Gleichheitsversprechen, die als Bedrohung der symbolisch privilegierten Position wahrgenommen werden. „Die Definition des Wir erfolgt nicht pluralistisch-liberal, sondern ist von Ausschlüssen gekennzeichnet, die sich aus einer bestimmten Vorstellung davon ableiten, wie ein Deutscher oder Österreicher zu sein, auszusehen, sich zu verhalten habe“, schreibt Tamara Ehs. Sie sieht eine Gefahr im Entstehen – die autoritäre Gefahr, die man aus der Geschichte des 20. Jahrhunderts nur allzu gut kennt: Man verabschiedet sich schleichend von demokratischen zu zunehmend reaktionären und faschistoiden Erzählungen, mit denen der Diskursraum ideologisch vorbereitet wird, „in dem ein ‚Volkskanzler‘ später Verfassungsgerichte beschneidet, Grund- und Freiheitsrechte aussetzt und endlich das Parlament ausschaltet.“[34]

Demokratie ist in Österreich und den meisten anderen Staaten Europas keine Selbstverständlichkeit mehr. Vorbei sind die Zeiten, als die Demokratie und die Marktwirtschaft scheinbar unaufhaltsam auf Siegeszug waren. Das Ende der Geschichte und die Durchsetzung der regelbasierten Weltordnung, von denen Francis Fukuyama noch zu Beginn der 1990er-Jahre sprach, haben sich in eine offene Auseinandersetzung zwischen Demokratien und Autokratien verwandelt. Ulrich Menzel hat in seinem jüngst erschienen Buch *Wendepunkte. Am Übergang zum autoritären Jahrhundert* die These aufgestellt, dass die heutige „neue Unübersichtlichkeit" als Folie für den Kulturkampf und den Aufstieg des autoritären Populismus dient.[35] Wenn die Komplexität der Gesellschaften und soziale Abstiegsängste zunehmen, werden einfache populistische Versprechen zu einer großen Projektionsfläche für all die Frustrierten und Abgehängten. Die Sehnsucht nach einer starken autoritären Hand, die schnelle Lösungen anbietet, den Weg zur angeblichen „Heilung" aufzeigt und die Nation wieder zum alten Glanz führen kann, wird von autoritären Populisten in ganz Europa gestillt. Angesichts des Aufstiegs der extremen Rechten und eines autoritären Populismus spricht Veith Selk in seinem Buch von einer neuartigen „Demokratiedämmerung".[36]

Wie stark sich der Diskurs in eine autoritäre Richtung verschiebt und wie groß die Gefahren für die Demokratie sind, zeigte die Debatte des Jahres 2024 über „Remigration" deutlich. Dass sich das rhetorische und politische Programm der Alternative für Deutschland, AfD, und der österreichischen Freiheitlichen Partei, FPÖ, kaum unterscheiden, wussten wir schon lange. Es ist immer wieder dieselbe Rhetorik, die bis zum Überdruss wiederholt wird: Migrant:innen nehmen uns Arbeitsplätze, stehlen uns unsere Heimat, verderben uns. Eine Festung rund um Deutschland und Österreich brauchen wir, streng überwachte Grenzen, Abschottung. Die populistische und auf dem strukturellen Rassismus basierende Antwort der AfD oder der FPÖ auf brennende gesellschaftliche und soziale Fragen, auf die Probleme am Arbeitsmarkt und in den Schulen, auf wachsende Ungleichheiten oder Existenzängste vieler angesichts der globalen Krisen und der Teuerung, ist immer wieder gleich – ein Schwarz-Weiß-Bild an Einfachlösungen, die in nahezu jedem Fall die Schuldigen im Anderen, im Fremden ausmachen. Gelegentlich dringen aber dann schreckliche Zukunftsphantasien der Rechten in die Öffentlichkeit, so wie es Anfang des Jahres 2024 der Fall war.

In einem Landhotel in der Nähe von Potsdam, unter größter Geheimhaltung, versammelten sich am 25. November 2023 Vertreter der AfD, rechtsextreme „Vordenker" wie der Österreicher Martin Sellner und finanzstarke Unterstützer der Idee von einem „ethnisch reinen" Deutschland und wohl auch Österreich. Jene Menschen, die nicht zu uns gehören, so der Tenor, sollen aus Deutschland vertrieben – „remigriert" – werden. Dabei ist es egal, ob sie einen deutschen Pass haben oder nicht. Es geht um einen Masterplan, so ein Teilnehmer der Runde, der von „keinem Geringeren" als Martin Sellner aus Österreich vorgestellt werden soll. Die Rechercheplattform *Correctiv*, die das Treffen insgeheim filmte und auffliegen ließ, findet klare Worte dazu: „Was dort an diesem Wochenende entworfen wird, ist ein Angriff auf die Existenz von Menschen. Und es ist nicht weniger als ein Angriff gegen die Verfassung der Bundesrepublik."[37]

Die Heimat, das Zuhause für uns alle, wurde in diesen völkischen Fantasien der extremen Rechten neu definiert, und dies auf eine äußerst brutale und menschenverachtende Art und Weise. Das Treffen in Potsdam ist der Auswuchs und das Resultat der schon erwähnten „schrittweisen Normalisierung der rechten Diskurse" (Ruth Wodak)[38], die seit geraumer Zeit das gesellschaftliche Klima polarisiert. Was macht dies aber mit uns allen, die wir nicht hier geboren wurden, aber Österreich oder Deutschland als unsere zweite Heimat sehen? Wie fühlt man sich, wenn man selbst und die eigene Familie zum Gegenstand menschenverachtender Fantasien und Pläne wird?

Als ich in den sozialen Medien die Berichte über das Treffen in der Nähe von Potsdam las, wurde ich im ersten Augenblick wütend. Dann kam die Resignation, und bald danach die Angst. Wird mich die tiefsitzende Angst, die ich aus den ersten Jahren der Flucht kenne, wieder erwischen? Fragt sich jemand, wie es all jenen wie mir geht, die gemeinsam mit ihren Familien und Freunden geradezu zum Objekt solcher Fantasien werden? Was macht das mit den mühsam aufgebauten Sicherheiten? Zerstört es das Gefühl der Wärme und der Sicherheit in der neuen Heimat? Erschüttert es die Vorstellung, dass man jemals ankommen kann, noch einmal im Kern? Die Antwort ist schlicht – ja: Die Angst um sich selbst und die eigenen Kinder keimt wieder auf, all die geglaubten Sicherheiten in der neuen Heimat werden hinterfragt, man spürt wieder eine Kälte, von der man glaubte, dass man sie längst vergessen hatte. Ich bin diese ausgrenzenden, rassistischen und menschenfeindlichen Trends leid. Immer auf der Lauer sein, ja keinen falschen Schritt setzen, immer fleißig sein, nie auffallen – die ständige Abwehrhaltung und das Nie-Ankommen-Können ermüden so sehr.

Eine andere Debatte aus Österreich aus dem Jahr 2024 rief ähnliche Gefühle in mir hervor und fügt sich in die neue polarisierende Großerzählung ein. Es ist die „Leitkultur statt Multikulti"-Debatte, die die Österreichische Volkspartei, ÖVP, im Frühjahr 2024 lostrat. Die Debatte, so schnell sie auch wieder verflogen war, zeigt deutlich, wie die Zugehörigkeit und das Zuhause-Sein politisch aufgeladen und instrumentalisiert werden, sodass am

Ende nur das Misstrauen bleibt. Bevor die ÖVP das Thema auf die Tagesordnung setzte und die Öffentlichkeit in Österreich sich wochenlang mit der Idee, dem Konzept und auch ihrer Umsetzung beschäftigte, tobte in Deutschland bereits parallel zum rasanten Aufstieg der rechtsextremen AfD eine Diskussion über Leitkultur. So plakatierte die AfD Jahre zuvor jenen Spruch, den sich später auch die ÖVP aneignete: „Leitkultur statt Multikulti".

Das Konzept der „Leitkultur" wird im Grundsatzprogramm der AfD detailliert ausgeführt. Klar bringt sich die AfD hier in Frontstellung gegen den Multikulturalismus, der „als ernste Bedrohung für den sozialen Frieden und für den Fortbestand der Nation als kulturelle Einheit" gesehen wird. „Ihr gegenüber müssen der Staat und die Zivilgesellschaft die deutsche kulturelle Identität als Leitkultur selbstbewusst verteidigen", heißt es im Grundsatzdokument, womit man einen tiefen Graben zwischen den autochthonen christlichen Deutschen und den eingewanderten Fremden gräbt und ihn zur zentralen kulturellen Kampflinie erklärt. Weder die ÖVP noch die AfD konnten schlüssig erklären, welcher Vorstellung der Kultur sie im Begriff der „Leitkultur" nacheifern. Die Kultur sei nie eine statische Wirklichkeit, urteilte die katholische Theologin und Werteforscherin Regina Polak,[39] sondern stets dynamisch, veränderlich, mäandernd. Die anderen normativen Referenzen wie Rechtsstaatlichkeit, Demokratie oder gleiche Rechte für alle Geschlechter, auf die die ÖVP pochte und die sie mit der Debatte zur Leitkultur verankert sehen wollte, sind längst ein Teil der österreichischen Bundesverfassung bzw. relevanter Menschenrechtsdeklarationen auf europäischer Ebene, denen sich auch Österreich verpflichtet. Sowohl die Verfassung als auch die Menschenrechtsdokumente sind klar – auch die „Anderen", die im Narrativ der Rechten nicht „so wie wir sind", sind an österreichische Gesetze gebunden und haben sich am rechtsstaatlichen Rahmen zu orientieren. So wie die österreichischen Staatsbürger:innen unabhängig von ihrer ethnischen Herkunft oder Religion Pflichten und Rechte haben, haben sie auch all die anderen Mitbürger:innen, die in Österreich legal leben.

Regina Polak kommt zum Schluss, dass die Idee einer politischen „Verordnung" der Leitkultur letztlich demokratiefeindlich sei, denn – so Polak – „Demokratie lebt im Kern von Anerkennung und von Pluralität". Hinter dem Konzept der Leitkultur schlummert sichtbar der Rassismus und eine klare Überlegenheitsgeste der „deutschen Identität", die den anderen die Möglichkeit jeglicher Form des positiv besetzten Gefühls zur neuen Heimat abspricht. Es geht bei dieser Debatte nahezu um politisch gewollte Verweigerung jeglicher Anerkennung für die anderen und ein a priori Aberkennen ihrer Möglichkeit, auf ihre neue – kulturell bunte und diverse – Heimat Österreich stolz zu sein. Im Übrigen ist das Konzept der Leitkultur, so wie es AfD und ÖVP auffassen und politisch auslegen, in letzter Konsequenz eine Retrotopie im Sinne des großen Soziologen Zygmunt Bauman[40] – eine Vision Deutschlands und Österreichs, die sich aus der untoten Vergangenheit der „reinen" deutschen und österreichischen Nation schöpft. Man träumt von einem Volk, einer Nation oder – um an die Debatte über die Leitkultur anzuschließen – einer Kultur, die es aber in dieser Reinheit im Grunde nie gab.

Wie soll ein Ankommen möglich werden, wenn sich die Mehrheitsgesellschaft – zumindest relevante Teile davon, die wie im Falle Österreichs die Regierungsgeschicke bestimmen – mit aller politischen Vehemenz dagegen wehrt, die Realitäten zu akzeptieren und von der Politik der Spaltung und des Auseinanderdividierens Abstand zu nehmen? Das Klischee des „Österreichisch-Seins", das sich aus dem tradierten und reaktionären Nations- und Gesellschaftsverständnis zusammensetzt, den Veränderungen und gesellschaftlichen Dynamiken trotzen möchte und schlicht die Realität der Einwanderungsgesellschaften negiert, ist alles andere als eine Willkommensgeste. Es ist vielmehr der Wink mit dem erhobenen moralischen Zeigefinger – ihr seid anders als wir, ihr teilt nicht unsere Kultur, ihr seid Multikulti und wir echte Österreicher.

Was passiert, wenn Menschen der Wunsch nach Anerkennung nicht erfüllt wird, wenn sie gegen die Windmühlen des bestehenden Systems der Repräsentation der ohnehin gut Repräsentierten ankämpfen, wenn sie demokratiepolitisch unsichtbar bleiben? Was passiert, wenn sie alles daransetzen, anzukommen, die Hindernisse sich aber vor ihnen türmen? Was geschieht mit „Anderen", wenn sie am Abend in den Nachrichten von Plänen zur „Remigration" hören oder Debatten wie jene über die Leitkultur?

„Als Teil einer Gesellschaft zu leben heißt in der Tat, vor allem zu wissen, dass die eigene Existenz in ihrer Alltäglichkeit wahrgenommen wird. Leben, die nicht erzählt werden, sind Leben, die wertlos gemacht, geleugnet und im Grunde verachtet werden", schreibt der französische Historiker und Intellektuelle Pierre Rosanvallon und trifft damit den Kern der Sache.[41] Das Nicht-Vorhandensein im sozialen Sinne gepaart mit dem Nicht-Vorhandensein im politischen Sinne nagt an der Würde jedes einzelnen Menschen. Ein Leben ohne politische und soziale Eigenschaften, ein Leben im Dunkeln gewissermaßen, ist nicht lebenswert und bleibt prekär, marginalisiert. In einem solchen Leben wird das Ankommen – das Gesehen- und Anerkanntwerden – schlicht unmöglich. Demokratische Teilhabe wird dadurch immer mehr verunmöglicht, das demokratische Gefüge wird poröser. Die Unsichtbarkeit verstärkt die Enttäuschung über die Politik und erzeugt Frustration. Die Versuchung wächst dann, sich von antipolitischen und populistischen Bewegungen verführen zu lassen oder sich auf die ghettoisierten Inseln des Zorns zurückzuziehen. Von der rechten Seite kommt dann nahezu automatisch der Ruf nach dem Schutz der „Autochthonen" vor allen anderen, Flüchtlingen, Migrant:nnen, Muslim:innen, Linken. Und jene, die auf den Inseln des Zorns verbleiben, werden fast durch eine selbsterfüllende Prophezeiung zu einem Problem innerhalb der Gesellschaft, das im extremsten Fall Gewalt erzeugen kann.

Die Kraft des solidarischen Wir

Eine Antwort kam als Reaktion auf die „Remigrationspläne“ Anfang 2024, und zwar in Form einer großen Welle der Mobilisierung in Deutschland und in Österreich. Millionen Menschen standen auf und sagten laut nein. Nein zur Ausgrenzung, nein zur Menschenverachtung, nein zu autoritären Fantasien der extremen Rechten. Und ja zu einem bunten, vielfältigen, solidarischen Deutschland und Österreich.

Anlässlich des Erscheinens ihres Buchs *Untertan* wurde die Autorin Solmaz Khorsand in einem Interview gefragt, wie stark diese Proteste als ein Zeichen gedeutet werden können, dass der Widerstand gegen die rechtsextremen Fantasien lebt. Sie stehe den Protesten ambivalent gegenüber, sagte sie, denn: „Was muss alles passieren, damit die Ruhigsten auch einmal beunruhigt sind? Was muss passieren, damit die Mitte endlich aufsteht und begreift, dass sie eine Mitverantwortung trägt, wenn sie zu lange still bleibt?“[42] Diese Ambivalenz beschrieb Khorsand als eine Eigenschaft all jener, die als fremd wahrgenommen oder abgestempelt, die marginalisiert und unsichtbar gemacht werden, die letztlich zum Objekt solcher Fantasien degradiert werden: „Anderes können nur Menschen behaupten, die nie von Politikern und von den Parteien zu Sündenböcken gemacht worden sind. Oder deren Muttersprache nie permanent zu einem Defizit erklärt worden ist. Oder jene, die sich nicht fürchten müssen, von einer Partei oder einer Regierung deportiert werden zu müssen.“

All diese Fragen stellte auch ich mir nach dem Bekanntwerden des Treffens in Potsdam. Ich ging an jenem verregneten Tag Ende Jänner 2024 zum österreichischen Parlament in Wien und mischte mich dort unter mehr als 40.000 Mitmenschen, um gegen Rechtsextremismus und Demokratie zu protestieren und Lichter scheinen zu lassen. In diesen Stunden wuchs mein Herz wieder. Ich ahnte in der Menge stehend, wie es wohl im Jahr 1993 gewesen sein musste, ein Teil jener 300.000 Menschen beim Lichtermeer auf dem Heldenplatz zu sein, die auch damals gegen Ausgrenzung und

Rassismus demonstrierten. Das Meer aus Lichtern, das ich als junger Flüchtling in Traiskirchen auf den Seiten der *Kronen Zeitung* sah, hat sich tief in mir eingebrannt. Als ich später während meines Studiums an der Universität Wien begann, mich intensiver mit der Geschichte der Migration in Österreich zu beschäftigen und eines Tages die Rede von Willi Resetarits, einem der Initiatoren des Lichtermeeres und der guten Seele des menschlichen Österreichs, las, spürte ich die Wärme, die von diesem Licht ausgegangen sein muss. Ich spürte aber auch den kämpferischen Geist und den Mut, sich gegen die Ausländerfeindlichkeit zur Wehr zu setzen und für ein weltoffenes, diverses und buntes, menschenfreundliches und solidarisches Österreich zu kämpfen.

Pluralität ist ein Markenzeichen dieses Landes. Die Verteidigung der pluralen Demokratie in Österreich gegen die rechtspopulistischen und autoritären Gefahren muss zur höchsten Priorität werden. Aus diesem Abwehrkampf gegen die Ausgrenzung und die autoritäre Neuordnung von Staat und Gesellschaft entstehen neue Solidaritätsnetzwerke. Die Solidarität jener, die sich beispielsweise für Menschen auf der Flucht und Migrant:innenrechte einsetzen, vernetzt sich mit dem Engagement jener, die gegen die Umweltverschmutzung oder den ausschließenden xenophoben und rassistischen Diskurs der neuen Rechten kämpfen. Aktives zivilgesellschaftliches Engagement für einen besseren Sozialstaat oder ein bedingungsloses Grundeinkommen beispielsweise verbindet sich mit jenen Diskursen, die die neuen und alten Ungleichheiten zwischen Geschlechtern in Zeiten der Pandemie thematisieren. Empathie ist schließlich nicht nur ein zwischenmenschliches Gefühl, sondern auch eine politische Kategorie, ja eine Grundvoraussetzung für ein funktionierendes demokratisches Gemeinwesen.

In einer Gesellschaft, die sich am „Rande des Nervenzusammenbruchs befindet"[43], braucht es Alternativen – alternative Emotionen und auch politische und gesellschaftliche Ideen, die über die in der Ecke hockende Angst und Unsicherheit den Weg in die Zukunft weisen. Die Pandemie hat unsere Welten verändert und Spuren hinterlassen. Ängste sind geblieben und wurden durch die Inflation, die rapide Teuerung und zuletzt auch den Krieg in der Ukraine und im Nahen Osten verstärkt. Wir dürfen nicht zulassen, dass Erregung und Angst sowie die populistisch-autoritären Narrative, die davon profitieren, demokratische Gemeinwesen zerstören. Es ist Zeit für einen neuen sozialen Gesellschaftsvertrag, in dem Empathie und Sorge für den Anderen Vorrang vor parteipolitischen und sonstigen Partikularinteressen haben müssen. Wenn es dem schwächsten Glied der Gesellschaft so schlecht geht, dass es die anderen, denen es besser geht, nur mehr verachtet, ist der soziale und gesellschaftliche Zusammenhalt schon so weit kaputt, dass er kaum mehr repariert werden kann. Wir müssen für die anderen da sein.

Hört eine Gesellschaft zu träumen und zu hoffen auf, verliert sie die positive Vorstellungskraft und implodiert irgendwann unter der Last der ewigen Gegenwart. Breitet sich noch dazu in einer Gesellschaft der Keim des Trennenden und des Ausgrenzenden, ja sogar des Hassenden, aus, wächst die Gefahr, dass ein anderes, gefährliches und autoritäres Wir entsteht, das an den Grundlagen unserer Demokratie und Freiheit nagt und sie von innen zersetzt.

Die Macht der Hoffnung ist eine, die auf ein neues – solidarisches und demokratisches – Wir setzt, in dem es Platz für alle gibt. Carolin Emcke erinnert uns in ihrem Buch *Gegen den Hass* an die Worte Hannah Arendts, die die Macht als ein „Machtpotential" definiert, das von einem offenen und demokratischen Wir getragen wird. „Dieses Wir ist immer ein Potential und nicht etwas Unveränderliches, Messbares, Verlässliches. Das Wir definiert niemand allein. Es entsteht, wenn Menschen zusammen handeln, und es verschwindet, wenn sie sich aufspalten. Gegen den Hass aufzubegehren, sich in einem Wir zusammenzufinden, um miteinander zu sprechen und zu handeln, das wäre eine mutige, konstruktive und zarte Form der Macht."[44] Diese Form der – und ich betone es hier wieder – demokratischen und solidarischen Macht ist jene, die es vermag, dem autoritären und spaltenden Zeitgeist die Stirn zu bieten und allen ein Zuhause anzubieten.

Zusammen zu hoffen, ein Wir zu schaffen, das aus uns Menschen das Beste hervorbringt, entspricht einem Wunder. Dieses Wunder ist eine Frage des Übens. Es muss stets erprobt, getestet und gelebt werden. Martha Nussbaum spricht in ihrem Buch *Königreich der Angst* von Praktiken der Hoffnung, die sich aus der Vision eines angestrebten Zieles schöpft und mit konkreten Aktionen gepflastert ist, die der Vision zum Durchbruch verhelfen. In einem solchen Umfeld wird es für uns alle leichter sein, anzukommen. In der Solidarität und einer demokratischen Gesellschaft ist es am einfachsten, den eigenen Platz, das eigene Zuhause zu finden. Die Solidarität, so Natascha Strobl in ihrem ebenfalls in dieser Reihe erschienen Buch, „gilt dem gemeinsamen Ziel und dem Wissen, dass es um Mehrheiten geht. Man darf also nicht auseinanderdividieren und aufspalten lassen."[45]

Innerhalb der Klammer der Solidarität, von der Natascha Strobl spricht, innerhalb des gemeinsamen Wir, kann und soll man diskutieren und streiten. Darüber, wie wir die politische Teilhabe ausgestalten und dafür sorgen, dass sich möglichst viele Menschen unter gleichen Voraussetzungen an demokratischen Prozessen und Verfahren beteiligen; wie wir die sozialen Grundlagen unserer Demokratie stärken, die die immer tieferen Brüche und Spaltungen innerhalb der gemeinsamen sozialen Welt zu kitten versuchen, Armut bekämpfen und Menschen in Härtefällen unter die Arme greifen, ohne dass sie als weniger wert und „Sozialschmarotzer" diffamiert werden; wie wir ein offenes und modernes, vielsprachiges und vielstimmiges Bildungssystem schaffen, in dem mit genügend Ressourcen ausgestattet mit Freude gelehrt und gelernt wird; wie wir gemeinsam an einem Strang ziehen, um die Grundlagen unserer Welt – unsere Natur und unseren Planeten – zu retten. In einer solchen solidarischen Gesellschaft, so Heinz Bude, „beschwören wir eine Welt, die wir mit anderen Lebewesen teilen. (...) Sie sind da, und ich kann mir nicht vorstellen, wie ich ohne diese vielen Anderen sein könnte."[46] An einer anderen Stelle schreibt Bude, dass man den Gewinn der Solidarität nur zu ermessen weiß, wenn man die Einsamkeit kennt.

Ich habe die Einsamkeit des Flüchtlingsdaseins kennengelernt. Ich erinnere mich an die Hilfslosigkeit, als jeder Schritt, den ich setzte, nur ein langsames, unsicheres Vorantasten in einer mir fremden Welt war. Am

Beginn meines Weges waren meine Familie, meine 7b oder meine Basketballkollegen die Anker. Je stärker Österreich meine Lebensrealität wurde, je besser ich verstehen konnte, was diese Gesellschaft zusammenhält, desto sicherer wurde mein Schritt. Deutsch wurde zu meiner zweiten Heimat, die Universität Wien und meine Kolleg:innen und Freund:innen mein intellektueller Hafen, Wien mein neues Zuhause. Allein hätte ich es aber nie geschafft. Ich tat alles, um anzukommen, hatte zugleich Glück, dass ich mich in einem neuen Wir einrichten konnte – in einem vielstimmigen Wir, in dem ich als bosnischer Österreicher oder österreichischer Bosnier zwischen den Welten wandern kann, meinen Beitrag für ein besseres und demokratisches Bosnien und Herzegowina und auch Österreich leisten kann. Wenn ich heute in meiner alltäglichen Arbeit an der Universität Wien, im Rahmen unseres Vereins *Ariadne* oder schreibend und argumentierend den Wert des solidarischen Wir hervorhebe, dann stets mit dem Bewusstsein, dass dieser Weg in das gemeinsame Wir kein einfacher ist und dass man dabei Verantwortung übernehmen muss. „(D)as Leben eines denkenden und mitfühlenden Menschen“, so Zygmunt Bauman, „ist zum Risiko, zur Unsicherheit und zur Verantwortung verdammt“.[47] Verantwortung übernehmen beginnt aber mit einem konstitutiven Akt – mit der Empathie für die Schwächsten, für die Marginalisierten, für die, die den Anker suchen und so dringend benötigen. Ihre Perspektive muss man sich zu eigen machen. Das ist jener Akt, den Hannah Arendt so eindrücklich beschrieb – man soll sich an der Stelle jedes anderen denken und in der Lage sein, dessen Perspektive einzunehmen,[48] und ich würde ergänzen, im Sinne jedes anderen handeln.

2021, unmittelbar vor dem Beginn der russischen Aggression gegen die Ukraine und der neuen großen Fluchtbewegung von Ukrainer:innen Richtung Europa, riefen einige ehemalige Flüchtlinge, die wir in Wien und Österreich ein neues Leben beginnen und wieder zu einiger Sicherheit und Kraft finden konnten, einen Verein mit dem Namen *Ariadne – Wir Flüchtlinge für Österreich* ins Leben.[49] Die Idee war einfach – wir wollten den geflüchteten Neuankömmlingen helfen, in Österreich Fuß zu fassen. Ariadne, die Figur aus der griechischen Mythologie, die bis heute auf Kreta als Fruchtbarkeitsgöttin verehrt wird, ist vor allem dadurch bekannt geworden, dass sie Theseus half, den Minotauros zu besiegen. Sie schenkte Theseus, so die Sage, den Ariadnefaden, mit dessen Hilfe er, nachdem er den Minotauros getötet hatte, den Weg aus dem Labyrinth fand. Genau diesen Faden wollten wir den Flüchtlingen geben, um den Weg aus dem Labyrinth der Flucht und der Ankunft im neuen Land zu finden. In unserem kleinen Manifest schrieben wir:

„Manchmal fehlt es nur an wenigem, um in der neuen Heimat ein Leben in Würde zu finden. Oft verhindern auch kleine Hindernisse das Erreichen dieses Zieles. *Ariadne - Wir Flüchtlinge für Österreich* hilft geflüchteten Neuankömmlingen mit Kontakten, Erfahrung und Kompetenz. Findet ein Tischler aus Somalia zum Beispiel keine Anstellung, weil hierorts andere Techniken zum Einsatz kommen, kann ein Stipendium helfen, seine handwerkliche Erfahrung einzubringen und zu erweitern. Hat eine Studentin aus Afghanistan Probleme bei der Nostrifizierung ihrer medizinischen Vorkenntnisse, lassen sich die Dokumente vielleicht nach anderen Kriterien sortieren."

Wenn man als Flüchtling den Boden unter den Füßen wieder spürt, rücken neue Fragen in den Vordergrund. Deshalb ging es uns im Verein *Ariadne* auch darum, politische Anliegen sichtbarer zu machen und das öffentliche Bild zu Flucht und Geflüchteten zu korrigieren, nicht parteipolitisch, sondern in Vertretung von jenen, die ohnmächtig sind, ihre Anliegen zu kommunizieren. Wir schrieben damals: „Dabei geht es weniger um Erfahrungen, die viele ihrer Mitglieder trotz unterschiedlichem Hintergrund gemeinsam gemacht haben: Entwurzelung, Anfeindungen, Heimweh. Zweifelsfrei ist Empathie ein Schritt zur politischen Bewusstseinsbildung und *Ariadne* sucht nach Verständnis für diese

Erfahrungen. Aber es geht um mehr. Die scheinbar individuellen Probleme von Mohamed oder Amara sind die Probleme von Millionen Menschen in Österreich. Auf die eine oder andere Art erfahren alle Menschen unnötige Ausgrenzung, sitzen im selben Boot. Die Gesellschaft ist selten harmonisch, vernünftig und aufgeklärt. *Ariadne* betritt ein Schlachtfeld der Selbstbehauptungen."

„Wir sitzen alle im selben Boot", meinten wir im Verein Ariadne, und waren damit wieder beim Ausrufezeichen von Hannah Arendt, das wir zum Namen des Vereins gemacht haben – „Wir Flüchtlinge". Diese zwei Worte erinnern uns bis heute daran, dass wir alle – jede und jeder von uns – irgendwann im Leben mit Leid und Schmerz, mit existentiellen Sorgen und Nöten konfrontiert sind. Und dass wir alle eine ausgestreckte Hand benötigen, die uns hilft aufzustehen und weiterzugehen. Nur so kann man hoffen und aus der Hoffnung die Kraft für das „Handeln im Sinne des Neuanfangs" schöpfen.[50]

Zweifel bleiben – Persönliche Miniaturen

Angst und Wunden der Vergangenheit bleiben für immer. Ich frage mich bis heute immer wieder, ob ich jemals ankommen werde. Ich frage mich, ob man jemals ankommen kann. In der großen Gruppe fühle ich mich nicht wohl. Ich fürchte die Macht der anonymen Masse, die in einer Mischung aus vorauseilendem Gehorsam und der Eruption der niedrigsten animalischen Instinkte alles vor sich niederwalzt und zerstört. Die 1990er-Jahre, mein eigener Krieg und die exklusiven Nationalismen, die das Heil in den Armen der Nation versprachen und sich an diesem Versprechen bis heute abarbeiten, sind eine Mahnung für mich und lassen mich im heutigen Europa, wo es vor exklusiven (nationalen) Heilsversprechungen nur so wimmelt, vor Schrecken erstarren. In der nationalen Gruppe werde ich wohl nie ankommen. Aus mir wird wohl nie ein „organischer" Österreicher, genauso wenig wie ich jemals wieder „ein echter Bosnier" sein werde. Ich könnte auch kein solcher Deutscher oder Amerikaner, ein Schweizer oder ein Holländer werden. Nationen sind nicht meines.

Ich fühle mich aber zu Hause in „vorgestellten Gemeinschaften" (Benedict Anderson)[51], die sich den Menschenrechten, der Freiheit und der Demokratie verschreiben. Ich fühle mich wohl mit meinen Kolleg:innen und Freund:innen in einer großen Initiative am Westbalkan, der sogenannten *Engaged Democracy Initiative*, die junge Aktivist:innen aus der ganzen Region Südosteuropas versammelt und mit ihnen regional gegen Korruption, Zerstörung der Umwelt, Usurpierung des öffentlichen Raumes, gegen die Attacken auf die Freiheit der Medien und die Menschenrechte jener, die sich gegen autoritäre Herrschaftsstrukturen auflehnen, kämpft. Ich fühle mich wohl, wenn ich auf der Straße vor dem österreichischen Parlament in Wien stehe und mit einigen Dutzend Tausend anderen Mitbürger:innen meine Stimme gegen Hass, Rassismus und Demokratiefeindlichkeit erhebe.

Diese Initiativen und mutige Personen, denen ich im Laufe der letzten zwei Jahrzehnte meines beruflichen

Lebens begegnet bin, sind mein neues Zuhause. Dieses Zuhause wäre aber ohne meine „Österreich-Karriere“ nicht möglich gewesen. Es wäre nicht möglich gewesen ohne meine Klasse im Eisenstädter Gymnasium, die am Beginn einen Hoffnungsschimmer in das triste Dasein eines geflüchteten Jungen brachte. Es wäre nicht möglich gewesen ohne jenes große Wir aus vielen Einzelpersönlichkeiten und Gruppen, die mich aufgenommen haben und mir gezeigt haben, dass man mit Empathie und Menschlichkeit, mit Respekt und Verantwortung ein neues Leben gestalten kann. Doch, Zweifel bleiben.

„Der Zweifel.
Der Selbstzweifel
Und krankhaft verdorbene Freude.
Über das Jetzt-Ich.
Über das Erreichte.
Über das Gefühl, angekommen zu sein.
Über das Gefühl, endlich den letzten Umzug gemacht zu haben.
Schein-Ruhe.
Der Zweifel stört.
Verunsichert.
Hinterfragt.
Macht gnadenlos deutlich, dass nichts bleibt.
Nicht das Leben.
Nicht das Ich.

Der Zweifel selbst?
Der Zweifel,
der mich in das Fremde führt,
der mich in die Fremde führt.
Der Zweifel,
der mir deutlich macht,
dass Stillstand Rückstand ist.
Lebensnotstand.

Ein Mensch, der sich kennt –
wie wäre das?
Lebenslange Müdigkeit?
Das Ende der Neugier?

Wer bin ich?
Immer noch auf der Suche.
Immer noch ohne Antwort.
Ein Ich im Transit."
(Michel Friedman, Fremd)[52]

Zweifel ist für mich eine Geisteshaltung und eine Notwendigkeit, um stets gewappnet zu sein für alles, was die Zukunft bringen möge. In einem bemerkenswerten Interview mit Carolin Emcke, das als Buch 2022 erschienen ist, argumentiert sie, dass man einen Zweifel bei jeder Argumentation mitzuführen hat. „Es bedeutet für mich", so Emcke, „immer einen Einwand gegen mich selbst bereitzuhalten."[53] Und sie führt ihre Argumentation schnell ins Politische hinein: „Die antidemokratische Gefahr geht von denen aus, die komplett frei von jedem Bezug zu einer gemeinsam geteilten, überprüfbaren Wirklichkeit agieren." Es gibt eine wechselseitige Abhängigkeit von Demokratie und Wahrheit, da stimme ich Emcke zu. Sie bemüht „Wahrheit" als Gegenbegriff zum populistisch-autoritären Imaginieren von Gesellschaften, die „ursprünglich" und „rein" sind, in denen die „Anderen", die Fremden nur dann einen Platz verdienen, wenn sie sich anpassen und einfügen, ohne aufzufallen. Das Offenlegen dieser Wahrheit, der Tatsachenwahrheit von Gesellschaften, die bunt und vielfältig sind, in denen sich Unterschiedliches zu neuen Mustern zusammenfügt, ist die zentrale gesellschaftliche und demokratiepolitische Herausforderung der Zukunft.

Wir müssen uns die Frage stellen, was mit unserem Miteinander und mit unserer Demokratie passiert, wenn die Lügen über die immanente Gefahr, die von den als solche gebrandmarkten „Anderen" drohe, politisch vorherrschend werden. Wenn man sich in den Mauern des Misstrauens verschließt und die Mehrheitsgesellschaft den Retrotopien anheimfällt, werden die gesellschaftlichen Bruchlinien zwischen migrantischen Menschen und der Mehrheitsgesellschaft immer tiefer. In diesem

Szenario droht die Gefahr, dass das klischeehafte Bild von bösen und integrationsunwilligen Migrant:innen zur selbsterfüllenden Prophezeiung wird und der gesellschaftliche Zusammenhalt bricht. Damit es nie so weit kommt, braucht es ein neues inklusives Wir, das sich gegen autoritäre und neovölkische Bewegungen erhebt und für die Vision einer freien, diversen und offenen demokratischen Gesellschaft kämpft. In diesem kämpferischen – demokratischen, inklusiven und solidarischen – Wir bin ich zu Hause.

Meine Wahrheit

Mein Vater verließ uns zu früh. Zeit seines Flüchtlingslebens haderte er mit seinem Schicksal. Er lebte für uns, seine beiden Söhne, und schöpfte die Lebenskraft aus der Hoffnung, dass wir es einmal schaffen würden, in Österreich anzukommen und jemand zu werden. Als er in den ersten Jahren nach unserer Flucht noch Kraft hatte, saß er stundenlang an der Schreibmaschine und schrieb am Entwurf eines Romans. Er nannte ihn *Tagebuch eines Flüchtlings*, die Groteske seines Schicksals, wie er im Prolog anmerkte. Lebenslang ein Fremder, um Worte von Michel Friedman aus seinem Buch *Fremd* zu borgen[54]:

„Lebenslang
ein Fremder.
In diese Welt geworfen,
als Fremder.
Aus dieser Welt geworfen,
als Fremder.“

Ganz reichte die Kraft meines Vaters nicht, um sein Werk zu vollenden. Die Schrift ist nun bei mir, seinem Sohn, und ich werde sie eines Tages veröffentlichen – das erzählte Schicksal meines Vaters, des „De-facto-Flüchtlings“, der bis ans Ende seines Lebens nicht ankam. Wenn er im ersten Kapitel seines Romans minutiös das Schicksal eines jeden Flüchtlings seziert, die Ebenen der Schmerzen und der ewigen Suche nach dem Zuhause, in dem alles wieder gut wird, zu vermessen versucht, spüre ich in jedem Satz meines Vaters die tiefe Ratlosigkeit und Unsicherheit, die alle Geflüchtete im Alltag annehmen und als Bürde tragen, die man aber nie akzeptieren kann. Das Ende dieses Kapitels beließ mein Vater bewusst schlicht: „Es gibt aber keinen Flüchtling, der nicht hofft, dass er eines Tages nicht mehr Flüchtling sein wird.“

Ich sitze vor dem Roman meines Vaters und schreibe die letzten Zeilen dieses Buchs, das ich ihm widme. Wenn er leben würde, würde er es stolz herumreichen und allen laut sagen, dass es sein Vedran geschafft hat, dass er angekommen ist, dass er stolz darauf ist, seine Stimme erheben und anderen helfen zu können, dass er zwischen den Welten leben kann und die Kraft der Hoffnung auf ein besseres Morgen weiterreichen kann. An einer Stelle im Roman schrieb er: „Aber Vedran will seine Wahrheit." Dieses Buch ist ein kleiner Schritt zu meiner Wahrheit, dragi tata.

Nun hallen wieder die Worte von George Tabori nach: „Jeder ist jemand". Im selben Augenblick schießen mir die Tränen in die Augen, vor Schmerz und vor Wut, dass mein Vater und mit ihm so viele andere Mütter und Väter, Töchter und Söhne in diesem Land, das längst zu ihrer neuen Heimat geworden ist, nie das Gefühl gespürt haben und spüren werden, dass sie endlich angekommen sind.

Anmerkungen

1 Michel Friedman: *Fremd.* Berlin Verlag, Berlin/München, 2022, S. 154.

2 Maik Großekathöfer und Claus Hecking: Für das Gehirn gilt: Was weg ist, ist weg. *Der Spiegel*, 24.02.2024.

3 Vgl. hier das 2024 erschienene Buch von Judith Kohlenberger, die sich mit dem Begriff der „Härte" im Umgang mit den „Anderen" – Geflüchteten, Migrant:innen, Marginalisierten – auseinandersetzt. Judith Kohlenberger: *Gegen die neue Härte.* dtv, München, 2024.

4 Parlament Österreich: Gedenktag gegen Gewalt und Rassismus im Gedenken an die Opfer des Nationalsozialismus. Wien, 5.5.2023, abrufbar auf www.parlament.gv.at

5 Siehe dazu das Kapitel „Neue polarisierende Großerzählung" in diesem Buch, in dem die „Remigrationsdebatte" von Anfang 2024 geschildert wird.

6 Berliner Ensemble: Solidaritätskonzert „Gegen das Schweigen. Gegen Antisemitismus". Berlin, 27.11.2023.

7 Aleksandar Hemon: *Die Welt und alles, was sie enthält.* Claassen, Berlin, 2024. Das Zitat findet sich auf dem Buchumschlag.

8 Ebd., S. 374.

9 Tanja Maljartschuk: Klagenfurter Rede zur Literatur 2023, Volltext abrufbar auf www.bachmannpreis.orf.at

10 Der kurze Aufsatz von Hannah Arendt erschien zuerst in der Zeitschrift *The Menorah Journal,* Jahrgang 36, Nummer 1 (Januar 1943). Die deutsche Fassung erschien zuerst 1986 in Hannah Arendt: *Zur Zeit. Politische Essays.* Berlin, Rotbuch Verlag. Ich zitiere hier aus Hannah Arendt: *Wir Flüchtlinge. Mit einem Essay von Thomas Meyer.* Reclam, Stuttgart, 2016.

11 Hannah Arendt: *Wir Flüchtlinge. Mit einem Essay von Thomas Meyer.* Reclam, Stuttgart, 2016, S. 9.

12 ebd., S. 10-11.

13 Hannah Arendt: *Vita activa oder Vom tätigen Leben.* Piper, München, 9. Auflage 1997.

14 Hannah Arendt: *Wir Flüchtlinge. Mit einem Essay von Thomas Meyer.* Reclam, Stuttgart, 2016, S. 11.

15 Ebd., S. 12.

16 Édouard Louis: *Anleitung ein anderer zu werden.* Aufbau Verlage, Berlin, 2022, S. 219.

17 Donatella Di Cesare: *Philosophie der Migration.* Matthes & Seitz, Berlin, 2021, S. 163.

18 Merlind Theile: Hidden Cempion. *Die Zeit,* 28.01.2023.

19 Michel Friedman: *Fremd.* Berlin Verlag, Berlin/München, 2022, S. 86-87.

20 Toxische Pommes: *Ein schönes Ausländerkind.* Paul Zsolnay Verlag, Wien, 2024, S. 13-14.

21 Statistik Austria: *Bildung in Zahlen 2022/23 - Schlüsselindikatoren und Analysen.* Wien 2024, abrufbar auf www.statistik.at

22 Siehe z.B. Stadt Wien: *Integrations- und Diversitätsmonitor 2023.* Wien 2024, abrufbar auf www.wien.gv.at/menschen/integration/

23 Die Pummerin ist Österreichs größte und schwerste Glocke, die seit 1957 am Nordturm des Stephansdoms in Wien hängt.

24 Judith Shklar: *Liberalismus der Furcht.* Matthes & Seitz, Berlin, 3. Auflage 2013.

25 Ruth Wodak: *Politik mit der Angst. Die schamlose Normalisierung rechtspopulistischer und rechtsextremer Diskurse.* Edition Konturen, Wien, 2. Auflage 2020.

26 Umberto Eco: *Die Fabrikation des Feindes und andere Gelegenheitsschriften.* Carl Hanser Verlag, München, 2014, S. 9–11.

27 Thomas Biebricher. *Mitte/Rechts. Die internationale Krise des Konservativismus.* Suhrkamp, Berlin, 2023. Das Zitat findet sich auf dem Buchumschlag.

28 Pierre Rosanvallon: *Das Jahrhundert des Populismus. Geschichte, Theorie, Kritik.* Hamburger Edition, Hamburg, 2020, S. 230.

29 Achille Mbembe: *Politik der Feindschaft.* Suhrkamp, Berlin, 2017, S. 13.

30 Silke Mülherr: Es wird nicht ohne hässliche Bilder gehen. *Die Welt,* 13.1.2016, www.welt.de

31 Siehe dazu beispielsweise Othmar Karas und Judith Kohlenberger: *So schaffen wir das. Wie wir das Thema Asyl & Migration dem linken und rechten Rand abnehmen und die Krise überwinden.* edition a, Wien, 2023.

32 Judith Kohlenberger: *Wir.* Kremayr & Scheriau, Wien, 2021, S. 11.

33 Siehe Naika Foroutan: *Die postmigrantische Gesellschaft. Ein Versprechen der pluralen Demokratie.* transcript Verlag, Bielefeld, 2019, S. 167.

34 Tamara Ehs: Austrofaschismus als Drehbuch: Wie die FPÖ nach der Macht greift. *Blätter für deutsche und internationale Politik,* März 2024, S. 6 (PDF-Version des Artikels).

35 Ulrich Menzel: *Wendepunkte: Am Übergang zum autoritären Jahrhundert.* Suhrkamp, Berlin, 2023.

36 Veith Selk: *Demokratiedämmerung.* Suhrkamp, Berlin, 2023.

37 Correctiv: *Geheimplan gegen Deutschland.* 10.1.2024, abrufbar auf www.correctiv.org

38 Ruth Wodak: *Politik mit der Angst. Die schamlose Normalisierung rechtspopulistischer und rechtsextremer Diskurse.* Edition Konturen, Wien, 2. Auflage 2020.

39 ORF: *Theologin Polak: Leitkulturdebatte „höchst bedenklich".* 5.4.2024, abrufbar unter www.religion.orf.at

40 Zygmunt Bauman: *Retrotopia.* Suhrkamp, Berlin, 2017.

41 Pierre Rosanvallon: *Das Parlament der Unsichtbaren.* edition Import/Export, Wien, 2015, S. 17.

42 Manuela Tomić: Was muss passieren, damit die Mitte endlich aufsteht? *Die Furche,* 15.3.2024.

43 Stephan Lessenich: *Nicht mehr normal. Gesellschaft am Rande des Nervenzusammenbruchs.* Hanser Berlin, Berlin, 2022.

44 Carolin Emcke: *Gegen den Hass.* S. Fischer Verlag, Frankfurt am Main, 2016, S. 218.

45 Natascha Strobl: *Solidarität.* Kremayr & Scheriau, Wien, 2023, S. 54.

46 Heinz Bude: *Solidarität. Die Zukunft einer großen Idee.* Carl Hanser Verlag, München, 2019, S. 163.

47 Zygmunt Bauman: Ein Mensch, der denkt, zwischen Scylla und Charybdis: Die Rede von Zygmunt Bauman, der in der Paulskirche den Theodor W. Adorno Preis 1998 erhielt. *Frankfurter Rundschau*, 14.9.1998.

48 Hannah Arendt: *Das Urteilen. Texte zu Kants politischer Philosophie.* Hg. von Ronald Beiner. Piper, München, 1998, S. 96.

49 Unter diesen Geflüchteten, die den Verein ins Leben riefen, war auch die exilrussische Künstlerin Anna Jermolaewa. Im Jahr 2024 bespielte Anna Österreichs Pavillon bei der Kunstbiennale in Venedig. Sie stellte im Pavillon mitunter alte ausrangierte Telefonzellen aus dem Flüchtlingslager Traiskirchen aus. Aus einer dieser Kabinen konnte sie nach ihrer Flucht aus Russland im Jahr 1989 ihre Eltern anrufen und ihnen sagen, dass sie endlich in Sicherheit ist. Mit den Telefonzellen wollte sie, so Anna in einem Interview mit der deutschen Wochenzeitung *Die Zeit*, Empathie für Geflüchtete schaffen. (Christian Bartlau: „Das nehme ich Putin persönlich übel", Ein Gespräch mit Anna Jermolaewa. *Die Zeit*, 29.5.2024, S. 30).

50 Hannah Arendt: *Vita activa oder Vom tätigen Leben.* Piper, München, 9. Auflage 1997, S. 217.

51 Benedict Anderson: *Die Erfindung der Nation. Zur Karriere eines folgenreichen Konzepts.* Campus Bibliothek, Frankfurt am Main, 2005.

52 Michel Friedman: *Fremd.* Berlin Verlag in der Piper Verlag GmbH, Berlin/München, 2022, S. 37-38.

53 Carolin Emcke: *Für den Zweifel. Gespräche mit Thomas Strässle.* Kampa Salon, Zürich, 2022, S. 149.

54 Michel Friedman: *Fremd.* Berlin Verlag, Berlin/München, 2022, S. 154.

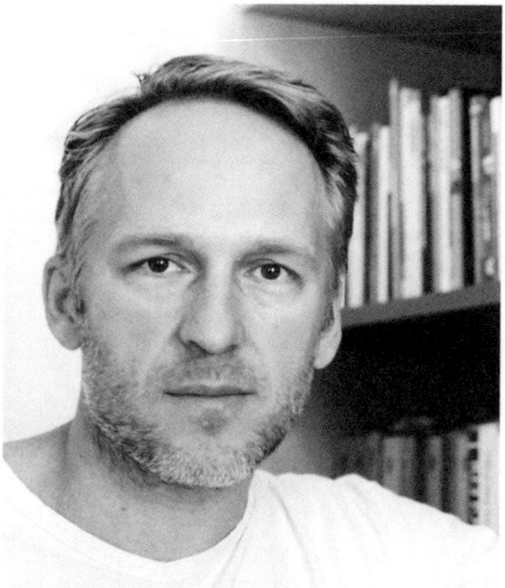

Foto © Stephan Ozsváth

Vedran Džihić

wurde 1976 in Prijedor, Bosnien und Herzegowina, geboren. 2009 schloss er sein Doktorat in Politikwissenschaften an der Universität Wien ab. Heute ist er Senior Researcher am Österreichischen Institut für Internationale Politik (oiip) und unterrichtet an der Universität Wien. Džihić ist Initiator zahlreicher politischer und zivilgesellschaftlicher Initiativen in Österreich und Südosteuropa. Er gehört zu den gefragtesten Balkan-Experten im deutschsprachigen Raum, kommentiert dazu in internationalen und nationalen Medien und veröffentlicht regelmäßig Essays zu aktuellen gesellschaftlichen und politischen Fragen.

Der Abdruck des Zitats auf S. 97f erfolgt mit freundlicher Genehmigung des Berlin Verlags in der Piper Verlag GmbH. Das Zitat stammt aus Michel Friedman: Fremd © Berlin Verlag in der Piper Verlag GmbH, Berlin/München 2022, S. 37–38.

www.kremayr-scheriau.at

2. Auflage

ISBN 978-3-218-01442-7

Linolschnitt, Schutzumschlaggestaltung,
typografische Gestaltung und Satz: Sheila Ehm
Reihen-Konzept: Stefanie Jaksch im Verlag Kremayr & Scheriau
Lektorat: Isabella Eckerstorfer
Herstellungsleitung: vielseitig.co.at
Druck und Bindung: Florjančič tisk d.o.o., Maribor